考研神器中医综合速记系列图书

考研神器中医综合速记填空本

针灸学

田磊◎编著

U0308511

中国中医药出版社

·北　京·

图书在版编目（CIP）数据

考研神器中医综合速记填空本．针灸学/田磊编著．—
北京：中国中医药出版社，2020.3
（考研神器中医综合速记系列图书）
ISBN 978 – 7 –5132 –6082 –4

Ⅰ.①考… Ⅱ.①田… Ⅲ.①针灸学 – 研究生 – 入学
考试 – 自学参考资料 Ⅳ.①R2

中国版本图书馆 CIP 数据核字（2020）第 006316 号

中国中医药出版社出版

北京经济技术开发区科创十三街 31 号院二区 8 号楼
邮政编码 100176
传真 010 – 64405750
三河市同力彩印有限公司印刷
各地新华书店经销

开本 880 × 1230 1/64 印张 3 字数 129 千字
2020 年 3 月第 1 版 2020 年 3 月第 1 次印刷
书号 ISBN 978 – 7 – 5132 – 6082 – 4

定价 19.00 元
网址 www. cptcm. com

社长热线 010 – 64405720
购书热线 010 – 89535836
维权打假 010 – 64405753

微信服务号 zgzyycbs
微商城网址 https://kdt. im/LIdUGr
官方微博 http://e. weibo. com/cptcm
天猫旗舰店网址 https://zgzyycbs. tmall. com

如有印装质量问题请与本社出版部联系（010 – 64405510）
版权专有 侵权必究

编写说明

"中医综合"是全国硕士研究生入学考试统考科目之一，是为高等院校和科研院所招收中医药专业硕士研究生而设置的具有选拔性质的考试科目。考察知识面极广，出题思路灵活，试题难度很大。

对于广大考生而言，记忆无疑是复习过程中令人望而生畏却又不得不跨越的一道难关。"中医综合"考查的内容中包含大量的记忆性知识点。特别是中药学、方剂学、针灸学等科目，其学科特点要求学习者需准确背诵大量内容，素有"针药剂，真要记"的戏称。

面对这样的难关，许多考生产生了拖延心理，妄图通过突击来快速冲关。然而事实告诉我们，考前突击这些基础内容并不能达到理想的效果，且没有中药学、方剂学这些科目作为扎实的基础，临床科目的复习也会受到影响，更何谈在激烈的竞争中脱颖而出，成为一名研究生。

为了帮助大家解决记忆难的问题，我们编写了这套考研神器中医综合速记系列图书。本丛书具备以下四大优点：

1. 浓缩大纲菁华，以填空的形式，突出重点内容，边记边背，可念可测，背练合一，事半功倍。

2. 一科一本，随用随记，符合"分散记忆，不断重复"的科学记忆方法。

3. 尺寸袖珍，便于携带，能够整合学习者的零碎时间。

4. 以歌诀、趣记、表格等多种形式帮助记忆。

滴水石穿非一日之功，冰冻三尺非一日之寒。医学的道路中少有捷径，每日积累，夯实基础，才是指向目标的通衢大道。

田磊

2020 年 1 月

目　录

第一章 腧穴总论

一、腧穴的分类

1. 十四经穴

指具有固定的名称和位置，归属于_____和____、____的腧穴，简称"经穴"。共____穴。

2. 奇穴

指具有一定的名称，又有明确的位置，但尚未归入或不便归入____系统的腧穴，又称"_____"。

3. 阿是穴

指既无固定名称，也无固定位置，而是以____或其他____作为针灸施术部位的一类腧穴，阿是穴无一定数目。

二、腧穴的主治特点及主治规律

腧穴的治疗作用

1. ____作用

是一切腧穴主治作用所具有的共同特点。

2. 远治作用

十四经穴，尤其是十二经脉中位于_____的经穴，远治作用尤其突出。

3. 特殊作用

指某些腧穴具有_____作用和_____作用。

第一章　腧穴总论

一、腧穴的分类

1. 十四经穴
指具有固定的名称和位置，归属于十二经脉和任、督脉的腧穴，简称"经穴"。共362穴。

2. 奇穴
指具有一定的名称，又有明确的位置，但尚未归入或不便归入十四经系统的腧穴，又称"经外奇穴"。

3. 阿是穴
指既无固定名称，也无固定位置，而是以压痛点或其他反应点作为针灸施术部位的一类腧穴，阿是穴无一定数目。

二、腧穴的主治特点及主治规律

腧穴的治疗作用

1. 近治作用
是一切腧穴主治作用所具有的共同特点。

2. 远治作用
十四经穴，尤其是十二经脉中位于肘膝关节以下的经穴，远治作用尤其突出。

3. 特殊作用
指某些腧穴具有双向的良性调整作用和相对的特异治疗作用。

腧穴的分经主治规律一

经名	本经主治	二经相同主治	三经相同主治
手太阴经	肺、喉病		胸部病
手厥阴经	心、____病		胸部病
手少阴经	心病		
手阳明经	____、鼻、口齿病		____、热病
手少阳经	____、胁肋病		____、热病
手太阳经	____、肩胛病，神志病	____、	____、热病
足太阴经	脾胃病		腹部病、
足厥阴经	肝病		腹部病、
足少阴经	肾病、肺病、____		腹部病、
足阳明经	前头、口齿、咽喉、胃肠病		____、
足少阳经	侧头、耳、项、胁肋、胆病		____、
足太阳经	后头、项、背腰、____	眼病	____、

腧穴的分经主治规律二

经名	本经主治	二经相同主治
任脉	____，固脱，有强壮作用	神志病、脏腑病、____
督脉	中风、昏迷、热病、____病	神志病、脏腑病、____

腧穴的分经主治规律一

经名	本经主治	二经相同主治	三经相同主治
手太阴经	肺、喉病		胸部病
手厥阴经	心、胃病	神志病	
手少阴经	心病		
手阳明经	前头、鼻、口齿病		咽喉病、热病
手少阳经	侧头、胁肋病	目病、耳病	
手太阳经	后头、肩胛病，神志病		
足太阴经	脾胃病		腹部病、妇科病
足厥阴经	肝病	前阴病	
足少阴经	肾病、肺病、咽喉病		
足阳明经	前头、口齿、咽喉、胃肠病		神志病、热病
足少阳经	侧头、耳、项、胁肋、胆病	眼病	
足太阳经	后头、项、背腰、肛肠病		

腧穴的分经主治规律二

经名	本经主治	二经相同主治
任脉	回阳，固脱，有强壮作用	神志病、脏腑病、妇科病
督脉	中风、昏迷、热病、头面病	

三、腧穴的定位方法

骨度分寸定位法

起止点	折量寸	度量法
前发际正中至后发际正中	＿＿	直寸
眉间（印堂）至前发际正中	＿＿	直寸
第7颈椎棘突下（大椎）至后发际正中	＿＿	直寸
前额两发角（头维）之间	＿＿	横寸
耳后两乳突（完骨）之间	＿＿	横寸
胸骨上窝（天突）至剑胸结合中点（歧骨）	＿＿	直寸
剑胸联合中点（歧骨）至脐中	＿＿	直寸
脐中至耻骨联合上缘（曲骨）	＿＿	直寸
两肩胛骨喙突内侧缘之间	＿＿	横寸
两乳头之间	＿＿	横寸
肩胛骨内缘至后正中线	＿＿	横寸
腋前、后纹头至肘横纹（平尺骨鹰嘴）	＿＿	直寸
肘横纹（平尺骨鹰嘴）至腕掌（背）侧横纹	＿＿	直寸
耻骨联合上缘至髌底	＿＿	直寸
胫骨内侧髁下方至内踝尖	＿＿	直寸
股骨大转子至腘横纹（平髌尖）	＿＿	直寸
腘横纹（平髌尖）至外踝尖	＿＿	直寸

三、腧穴的定位方法

骨度分寸定位法

起止点	折量寸	度量法
前发际正中至后发际正中	12	直寸
眉间（印堂）至前发际正中	3	直寸
第 7 颈椎棘突下（大椎）至后发际正中	3	直寸
前额两发角（头维）之间	9	横寸
耳后两乳突（完骨）之间	9	横寸
胸骨上窝（天突）至剑胸结合中点（歧骨）	9	直寸
剑胸联合中点（歧骨）至脐中	8	直寸
脐中至耻骨联合上缘（曲骨）	5	直寸
两肩胛骨喙突内侧缘之间	12	横寸
两乳头之间	8	横寸
肩胛骨内缘至后正中线	3	横寸
腋前、后纹头至肘横纹（平尺骨鹰嘴）	9	直寸
肘横纹（平尺骨鹰嘴）至腕掌（背）侧横纹	12	直寸
耻骨联合上缘至髌底	18	直寸
胫骨内侧髁下方至内踝尖	13	直寸
股骨大转子至腘横纹（平髌尖）	19	直寸
腘横纹（平髌尖）至外踝尖	16	直寸

第二章　经络腧穴各论

一、手太阴肺经

常用腧穴

1. ____：肺之募穴

【定位】在胸部，横平第____肋间隙，锁骨下窝外侧，前正中线旁开_____寸。

【主治】①咳嗽、气喘、胸满痛等胸肺部病证；②肩背痛。

【操作】向外斜刺或平刺 0.5～0.8 寸，不可向内深刺，以免伤及肺脏，引起____。

2. 尺泽：合穴

【定位】在肘区，____上，肱二头肌腱____侧缘凹陷中。

【主治】①咳嗽、气喘、咯血、咽喉肿痛等肺系____性病证；②肘臂挛痛；③_____、_____、_____。

3. 孔最：____穴

【定位】在前臂前区，腕掌侧远端横纹上____寸，尺泽与太渊连线上。

【主治】①____、咳嗽、气喘、咽喉肿痛等肺系病证；②肘臂挛痛。

4. 列缺：____穴；八脉交会穴（通于____脉）

第二章　经络腧穴各论

一、手太阴肺经

常用腧穴

1. 中府：肺之募穴

【定位】在胸部，横平第 1 肋间隙，锁骨下窝外侧，前正中线旁开 6 寸。

【主治】①咳嗽、气喘、胸满痛等胸肺部病证；②肩背痛。

【操作】向外斜刺或平刺 0.5～0.8 寸，不可向内深刺，以免伤及肺脏，引起气胸。

2. 尺泽：合穴

【定位】在肘区，肘横纹上，肱二头肌腱桡侧缘凹陷中。

【主治】①咳嗽、气喘、咯血、咽喉肿痛等肺系实热性病证；②肘臂挛痛；③急性吐泻、中暑、小儿惊风等急症。

3. 孔最：郄穴

【定位】在前臂前区，腕掌侧远端横纹上 7 寸，尺泽与太渊连线上。

【主治】①咯血、咳嗽、气喘、咽喉肿痛等肺系病证；②肘臂挛痛。

4. 列缺：络穴；八脉交会穴（通于任脉）

【定位】在前臂，腕掌侧远端横纹上____寸，拇短伸肌腱和拇长展肌腱之间，拇长展肌腱沟的凹陷中。简便取穴法：两手____自然平直交叉，一手____按在另一手____上，指尖下凹陷中是穴。

【主治】①咳嗽、气喘、咽喉肿痛等肺系病证；②偏正头痛、齿痛、项强痛、口眼歪斜等____疾患；③手腕痛。

5. 太渊：输穴；肺之原穴；八会穴之____会

【定位】在腕前区，____与舟状骨之间，拇长展肌腱尺侧凹陷中。

【主治】①咳嗽、气喘等肺系疾患；②____症；③腕臂痛。

6. 鱼际：荥穴

【定位】在手外侧，第____掌骨桡侧中点赤白肉际处。

【主治】①咳嗽、咯血、咽干、咽喉肿痛、失音等____病证；②____；③小儿____。

【操作】治疗_____可用割治法。

7. 少商：____穴

【定位】在手指，____指末节____侧，指甲根角侧上方0.1寸（指寸）。

【主治】①____、鼻衄、高热、昏迷等肺系实热性病证；②____。

二、手阳明大肠经

常用腧穴

1. 商阳：井穴

【定位】在手指，____指末节____侧，指甲根角侧上方0.1寸（指寸）。

【定位】在前臂，腕掌侧远端横纹上 1.5 寸，拇短伸肌腱和拇长展肌腱之间，拇长展肌腱沟的凹陷中。简便取穴法：两手虎口自然平直交叉，一手食指按在另一手桡骨茎突上，指尖下凹陷中是穴。

【主治】①咳嗽、气喘、咽喉肿痛等肺系病证；②偏正头痛、齿痛、项强痛、口眼㖞斜等头面部疾患；③手腕痛。

5. 太渊：输穴；肺之原穴；八会穴之脉会

【定位】在腕前区，桡骨茎突与舟状骨之间，拇长展肌腱尺侧凹陷中。

【主治】①咳嗽、气喘等肺系疾患；②无脉症；③腕臂痛。

6. 鱼际：荥穴

【定位】在手外侧，第 1 掌骨桡侧中点赤白肉际处。

【主治】①咳嗽、咯血、咽干、咽喉肿痛、失音等肺系热性证证；②掌中热；③小儿疳积。

【操作】治疗小儿疳积可用割治法。

7. 少商：井穴

【定位】在手指，拇指末节桡侧，指甲根角侧上方 0.1 寸（指寸）。

【主治】①咽喉肿痛、鼻衄、高热、昏迷等肺系实热性病证；②癫狂。

二、手阳明大肠经

常用腧穴

1. 商阳：井穴

【定位】在手指，食指末节桡侧，指甲根角侧上方 0.1 寸（指寸）。

【主治】①齿痛、____等五官疾患；②热病，昏迷等____、____。

2. 合谷：大肠之____穴

【定位】在手背，第____掌骨桡侧的中点处。简便取穴法：以一手的拇指指间关节横纹，放在另一手拇、食指之间的趾蹼缘上，当____下是穴。

【主治】①头痛、目赤肿痛、齿痛、鼻衄、口眼歪斜、耳聋等____诸疾；②发热、恶寒等外感病证；③热病____或____；④____、____等____病证；⑤牙拔除术、甲状腺手术等口面五官及颈部手术针麻常用穴。

【操作】直刺0.5～1寸，针刺时手呈____状。孕妇不宜针。

3. ____：经穴

【定位】在腕区，腕背侧远端横纹桡侧，桡骨茎突远端，解剖学"鼻烟窝"凹陷中。

【主治】①头痛、目赤肿痛、耳聋等头面五官疾患；②手腕痛。

4. 偏历：____穴

【定位】在前臂，腕背侧远端横纹上____寸，阳溪与曲池连线上。

【主治】①耳鸣、鼻衄等五官疾患；②手臂酸痛；③腹部____；④____。

5. 手三里

【定位】在前臂，肘横纹下____寸，阳溪与曲池连线上。

【主治】①手臂无力、上肢不遂等上肢病证；②腹痛、腹泻；③齿痛、颊肿。

【操作】直刺1～1.5寸。

【主治】①齿痛、咽喉肿痛等五官疾患；②热病，昏迷等热证、急症。

2. 合谷：大肠之原穴

【定位】在手背，第2掌骨桡侧的中点处。简便取穴法：以一手的拇指指间关节横纹，放在另一手拇、食指之间的趾蹼缘上，当拇指尖下是穴。

【主治】①头痛、目赤肿痛、齿痛、鼻衄、口眼歪斜、耳聋等头面五官诸疾；②发热、恶寒等外感病证；③热病无汗或多汗；④经闭、滞产等妇产科病证；⑤牙拔除术、甲状腺手术等口面五官及颈部手术针麻常用穴。

【操作】直刺 0.5 ~ 1 寸，针刺时手呈半握拳状。孕妇不宜针。

3. 阳溪：经穴

【定位】在腕区，腕背侧远端横纹桡侧，桡骨茎突远端，解剖学"鼻烟窝"凹陷中。

【主治】①头痛、目赤肿痛、耳聋等头面五官疾患；②手腕痛。

4. 偏历：络穴

【定位】在前臂，腕背侧远端横纹上 3 寸，阳溪与曲池连线上。

【主治】①耳鸣、鼻衄等五官疾患；②手臂酸痛；③腹部胀满；④水肿。

5. 手三里

【定位】在前臂，肘横纹下 2 寸，阳溪与曲池连线上。

【主治】①手臂无力、上肢不遂等上肢病证；②腹痛、腹泻；③齿痛、颊肿。

【操作】直刺 1 ~ 1.5 寸。

6. 曲池：合穴

【定位】在肘区，在 ___ 与 _____ 连线中点凹陷处。

【主治】①手臂痹痛、上肢不遂等上肢病证；②热病；③___；④腹痛、吐泻等 ___ 病证；⑤咽喉肿痛、齿痛、目赤肿痛等 _____ 病证；⑥___、___、瘰疬等皮外科疾患；⑦___。

7. 臂臑

【定位】在臂部，曲池上 ___ 寸，三角肌前缘处。

【主治】①肩臂疼痛不遂、颈项拘挛等肩、颈项病证；②___；③___。

8. 肩髃

【定位】在三角肌区，肩峰外侧缘前端与 _____ 两骨间凹陷中。简便取穴法：屈臂外展，肩峰外侧缘呈现两个凹陷，___ 的凹陷即是本穴。

【主治】①肩臂挛痛、上肢不遂等肩、上肢病证；②___。

【操作】___ 宜向肩关节方向直刺，上肢不遂宜向三角肌方向斜刺。

9. 迎香

【定位】在面部，鼻翼外缘 ___ 旁，鼻唇沟中。

【主治】①鼻塞、鼻衄等鼻病；②口歪、面痒等面部病证；③_____。

三、足阳明胃经

常用腧穴

1. 承泣

【定位】在面部，眼球与眶下缘之间，___ 直下。

6. 曲池：合穴

【定位】在肘区，在尺泽与肱骨外上髁连线中点凹陷处。

【主治】①手臂痹痛、上肢不遂等上肢病证；②热病；③眩晕；④腹痛、吐泻等肠胃病证；⑤咽喉肿痛、齿痛、目赤肿痛等五官热性病证；⑥瘾疹、湿疹、瘰疬等皮外科疾患；⑦癫狂。

7. 臂臑

【定位】在臂部，曲池上7寸，三角肌前缘处。

【主治】①肩臂疼痛不遂、颈项拘挛等肩、颈项病证；②瘰疬；③目疾。

8. 肩髃

【定位】在三角肌区，肩峰外侧缘前端与肱骨大结节两骨间凹陷中。简便取穴法：屈臂外展，肩峰外侧缘呈现两个凹陷，前下方的凹陷即是本穴。

【主治】①肩臂挛痛、上肢不遂等肩、上肢病证；②瘾疹。

【操作】肩周炎宜向肩关节方向直刺，上肢不遂宜向三角肌方向斜刺。

9. 迎香

【定位】在面部，鼻翼外缘中点旁，鼻唇沟中。

【主治】①鼻塞、鼻衄等鼻病；②口歪、面痒等面部病证；③胆道蛔虫症。

三、足阳明胃经

常用腧穴

1. 承泣

【定位】在面部，眼球与眶下缘之间，瞳孔直下。

【主治】①眼睑眴动、迎风流泪、夜盲、近视等目疾；②口眼歪斜、面肌痉挛。

【操作】以左手拇指向上轻推眼球，紧靠眶缘缓慢直刺0.5~1.5寸，不宜____，以防刺破血管引起血肿。出针时按压针孔片刻，以防出血。

2. ____

【定位】在面部，眶下孔处。

【主治】①目赤痛痒、眼睑眴动、目翳等____疾；②口眼歪斜、面痛、面肌痉挛等面部病证；③头痛、眩晕。

3. 地仓

【定位】在面部，口角旁开____寸（指寸）。

【主治】口角歪斜、流涎、面痛等局部病证。

4. 颊车

【定位】在面部，下颌角前上方____（中指），闭口咬紧牙时____隆起，放松时按之有凹陷处。

【主治】齿痛、牙关不利、颊肿、口角歪斜等局部病证。

5. 下关

【定位】在面部，颧弓下缘中央与_____之间凹陷中。

【主治】①牙关不利、面痛、齿痛、口眼歪斜等面口病证；②耳聋、耳鸣、聤耳等耳疾。

【操作】留针时不可做____动作，以免弯针、折针。

6. 头维

【定位】在头部，额角发际直上____寸，头正中线旁开____寸。

【主治】头痛、目眩、目痛等头目病证。

【主治】①眼睑瞤动、迎风流泪、夜盲、近视等目疾；②口眼歪斜、面肌痉挛。

【操作】以左手拇指向上轻推眼球，紧靠眶缘缓慢直刺0.5～1.5寸，不宜提插，以防刺破血管引起血肿。出针时按压针孔片刻，以防出血。

2. 四白

【定位】在面部，眶下孔处。

【主治】①目赤痛痒、眼睑瞤动、目翳等目疾；②口眼歪斜、面痛、面肌痉挛等面部病证；③头痛、眩晕。

3. 地仓

【定位】在面部，口角旁开0.4寸（指寸）。

【主治】口角歪斜，流涎，面痛等局部病证。

4. 颊车

【定位】在面部，下颌角前上方一横指（中指），闭口咬紧牙时咬肌隆起，放松时按之有凹陷处。

【主治】齿痛、牙关不利、颊肿、口角歪斜等局部病证。

5. 下关

【定位】在面部，颧弓下缘中央与下颌切迹之间凹陷中。

【主治】①牙关不利、面痛、齿痛、口眼歪斜等面口病证；②耳聋、耳鸣、聤耳等耳疾。

【操作】留针时不可做张口动作，以免弯针、折针。

6. 头维

【定位】在头部，额角发际直上0.5寸，头正中线旁开4.5寸。

【主治】头痛、目眩、目痛等头目病证。

7. 人迎

【定位】在颈部，横平_____，胸锁乳突肌_____缘，_____搏动处。

【主治】① ____、____；②咽喉肿痛；③ ____；④____。

【操作】避开_____，直刺0.3～0.8寸。

8. 梁门

【定位】在上腹部，脐中上____寸，前正中线旁开____寸。

【主治】腹胀、纳少、胃痛、呕吐等胃疾。

【操作】过饱者禁针，肝大者右侧慎针或禁针，不宜进行大幅度____。

9. 天枢：____之募穴

【定位】在腹部，____脐中，前正中线旁开2寸。

【主治】①腹痛、腹胀、便秘、腹泻、痢疾等胃肠病证；②月经不调、痛经等____疾患。

10. 归来

【定位】在下腹部，脐中下____寸，前正中线旁开2寸。

【主治】①____、疝气；②月经不调、带下、阴挺等____疾患。

11. 梁丘：____穴

【定位】在股前区，髌底上____寸，股外侧肌与股直肌腱之间。

【主治】①____；②膝肿痛、下肢不遂等下肢病证；③____、乳痛等____疾。

12. 足三里：合穴；____穴

7. 人迎

【定位】在颈部，横平喉结，胸锁乳突肌前缘，颈总动脉搏动处。

【主治】①瘿气、瘰疬；②咽喉肿痛；③高血压；④气喘。

【操作】避开颈总动脉，直刺 0.3 ~ 0.8 寸。

8. 梁门

【定位】在上腹部，脐中上 4 寸，前正中线旁开 2 寸。

【主治】腹胀、纳少、胃痛、呕吐等胃疾。

【操作】过饱者禁针，肝大者右侧慎针或禁针，不宜进行大幅度提插。

9. 天枢：大肠之募穴

【定位】在腹部，横平脐中，前正中线旁开 2 寸。

【主治】①腹痛、腹胀、便秘、腹泻、痢疾等胃肠病证；②月经不调、痛经等妇科疾患。

10. 归来

【定位】在下腹部，脐中下 4 寸，前正中线旁开 2 寸。

【主治】①小腹痛、疝气；②月经不调、带下、阴挺等妇科疾患。

11. 梁丘：郄穴

【定位】在股前区，髌底上 2 寸，股外侧肌与股直肌腱之间。

【主治】①急性胃病；②膝肿痛、下肢不遂等下肢病证；③乳痈、乳痛等乳疾。

12. 足三里：合穴；胃下合穴

【定位】在小腿外侧，犊鼻下____寸，胫骨前嵴外____横指处，犊鼻与解溪连线上。

【主治】①胃痛、呕吐、噎膈、腹胀、腹泻、痢疾、便秘等胃肠病证；②下肢痿痹；③癫狂等____病；④____、____等____疾患；⑤虚劳诸证，为____要穴。

13. 上巨虚：____下合穴

【定位】在小腿外侧，犊鼻下____寸，犊鼻与解溪连线上。

【主治】①肠鸣、腹痛、腹泻、便秘、肠痈、痢疾等胃肠病证；②下肢痿痹。

14. 条口

【定位】在小腿外侧，犊鼻下____寸，犊鼻与解溪连线上。

【主治】①下肢痿痹，转筋；②_____；③脘腹疼痛。

15. 下巨虚：____下合穴

【定位】在小腿外侧，犊鼻下____寸，犊鼻与解溪连线上。

【主治】①腹泻、痢疾、小腹痛等胃肠病证；②下肢痿痹；③____。

16. 丰隆：____穴

【定位】在小腿外侧，外踝尖上____寸，胫骨前肌外缘；____外侧一横指处。

【主治】①头痛、眩晕；②____；③咳嗽痰多等____病证；④下肢痿痹；⑤腹胀，____。

17. 解溪：经穴

【定位】在踝区，踝关节前面_____中，拇长伸肌腱与趾长伸肌腱之间。

【定位】在小腿外侧，犊鼻下 3 寸，胫骨前嵴外 1 横指处，犊鼻与解溪连线上。

【主治】①胃痛、呕吐、噎膈、腹胀、腹泻、痢疾、便秘等胃肠病证；②下肢痿痹；③癫狂等神志病；④乳痈、肠痈等外科疾患；⑤虚劳诸证，为强壮保健要穴。

13. 上巨虚：大肠下合穴

【定位】在小腿外侧，犊鼻下 6 寸，犊鼻与解溪连线上。

【主治】①肠鸣、腹痛、腹泻、便秘、肠痈、痢疾等胃肠病证；②下肢痿痹。

14. 条口

【定位】在小腿外侧，犊鼻下 8 寸，犊鼻与解溪连线上。

【主治】①下肢痿痹，转筋；②肩臂痛；③脘腹疼痛。

15. 下巨虚：小肠下合穴

【定位】在小腿外侧，犊鼻下 9 寸，犊鼻与解溪连线上。

【主治】①腹泻、痢疾、小腹痛等胃肠病证；②下肢痿痹；③乳痈。

16. 丰隆：络穴

【定位】在小腿外侧，外踝尖上 8 寸，胫骨前肌外缘；条口外侧一横指处。

【主治】①头痛、眩晕；②癫狂；③咳嗽痰多等痰饮病证；④下肢痿痹；⑤腹胀，便秘。

17. 解溪：经穴

【定位】在踝区，踝关节前面中央凹陷中，拇长伸肌腱与趾长伸肌腱之间。

【主治】①下肢痿痹、踝关节病、足下垂等下肢、踝关节疾患；②头痛、眩晕；③____；④腹胀、便秘。

18. 内庭：____穴

【定位】在足背，第____、____趾间，趾蹼缘后方赤白肉际处。

【主治】①齿痛、咽喉肿痛、鼻衄等____病证；②____；吐酸、腹泻、痢疾、便秘等肠胃病证；④足背肿痛，跖趾关节痛。

19. 厉兑：井穴

【定位】在足趾，第____趾末节____侧，趾甲根角侧后方 0.1 寸（指寸）。

【主治】①鼻衄、齿痛、咽喉肿痛等_____病证；②____；多梦、癫狂等____疾患。

四、足太阴脾经

常用腧穴

1. 隐白：井穴

【定位】在足趾，____末节____侧，趾甲根角侧后方 0.1 寸（指寸）。

【主治】①月经过多、____等妇科病；②便血、尿血等慢性____证；③癫狂，多梦；④惊风；⑤腹满，____。

2. 太白：输穴；脾之____穴

【定位】在跖区，第____跖趾关节近端赤白肉际凹陷中。

【主治】①肠鸣、腹胀、腹泻、胃痛、便秘等脾胃病证；②____。

3. 公孙：络穴；八脉交会穴（通于____脉）

【主治】①下肢痿痹、踝关节病、足下垂等下肢、踝关节疾患；②头痛、眩晕；③癫狂；④腹胀、便秘。

18. 内庭：荥穴

【定位】在足背，第2、3趾间，趾蹼缘后方赤白肉际处。

【主治】①齿痛、咽喉肿痛、鼻衄等五官热性病证；②热病；③吐酸、腹泻、痢疾、便秘等肠胃病证；④足背肿痛，跖趾关节痛。

19. 厉兑：井穴

【定位】在足趾，第2趾末节外侧，趾甲根角侧后方0.1寸（指寸）。

【主治】①鼻衄、齿痛、咽喉肿痛等实热性五官病证；②热病；③多梦、癫狂等神志疾患。

四、足太阴脾经

常用腧穴

1. 隐白：井穴

【定位】在足趾，大趾末节内侧，趾甲根角侧后方0.1寸（指寸）。

【主治】①月经过多、崩漏等妇科病；②便血、尿血等慢性出血证；③癫狂，多梦；④惊风；⑤腹满，暴泄。

2. 太白：输穴；脾之原穴

【定位】在跖区，第1跖趾关节近端赤白肉际凹陷中。

【主治】①肠鸣、腹胀、腹泻、胃痛、便秘等脾胃病证；②体重节痛。

3. 公孙：络穴；八脉交会穴（通于冲脉）

【定位】在跖区，第___跖骨底的____缘赤白肉际处。

【主治】①胃痛、呕吐、腹痛、腹泻、痢疾等脾胃肠腑病证；②心烦、失眠、狂证等____病证；③_____、_____（____）等____病证。

4. 三阴交

【定位】在小腿内侧，内踝尖上_____寸，胫骨内侧缘后际。

【主治】①肠鸣、腹胀、腹泻等脾胃虚弱诸证；②月经不调、带下、阴挺、不孕、滞产等_____病证；③遗精、阳痿、遗尿等生殖泌尿系统疾患；④心悸，失眠，___；⑤下肢痿痹；⑥____诸证。

【操作】孕妇禁针。

5. 地机：____穴

【定位】在小腿内侧，____穴下3寸，胫骨内侧缘后际。

【主治】①____、崩漏、月经不调等妇科病；②腹痛、腹泻等脾胃病证；③____；④小便不利、水肿等_____病证。

6. ____：合穴

【定位】在小腿内侧，胫骨内侧髁下缘与胫骨内侧缘之间的凹陷中。

【主治】①腹胀、腹泻、水肿、____；②小便不利、遗尿、尿失禁；③阴部痛，痛经，遗精；④____痛。

7. 血海

【定位】在股前区，髌底内侧端上____寸，_____隆起处。

【主治】①月经不调、痛经、经闭等____；②瘾疹、湿疹、丹毒等_____病；③膝股内侧痛。

【定位】在跗区，第1跖骨底的前下缘赤白肉际处。

【主治】①胃痛、呕吐、腹痛、腹泻、痢疾等脾胃肠腑病证；②心烦、失眠、狂证等神志病证；③逆气里急、气上冲心（奔豚气）等冲脉病证。

4. 三阴交

【定位】在小腿内侧，内踝尖上 3 寸，胫骨内侧缘后际。

【主治】①肠鸣、腹胀、腹泻等脾胃虚弱诸证；②月经不调、带下、阴挺、不孕、滞产等妇产科病证；③遗精、阳痿、遗尿等生殖泌尿系统疾患；④心悸、失眠、高血压；⑤下肢痿痹；⑥阴虚诸证。

【操作】孕妇禁针。

5. 地机：郄穴

【定位】在小腿内侧，阴陵泉穴下 3 寸，胫骨内侧缘后际。

【主治】①痛经、崩漏、月经不调等妇科病；②腹痛、腹泻等脾胃病证；③疝气；④小便不利、水肿等脾不运化水湿病证。

6. 阴陵泉：合穴

【定位】在小腿内侧，胫骨内侧髁下缘与胫骨内侧缘之间的凹陷中。

【主治】①腹胀、腹泻、水肿、黄疸；②小便不利、遗尿、尿失禁；③阴部痛，痛经，遗精；④膝痛。

7. 血海

【定位】在股前区，髌底内侧端上 2 寸，股内侧肌隆起处。

【主治】①月经不调、痛经、经闭等妇科病；②瘾疹、湿疹、丹毒等血热性皮肤病；③膝股内侧痛。

8. _____

【定位】在腹部，脐中旁开4寸。

【主治】腹痛、腹泻、便秘等脾胃病证。

9. 大包：脾之____

【定位】在胸外侧区，第____肋间隙，在____线上。

【主治】①_____；②胸胁痛；③_____；

④_____。

五、手少阴心经

常用腧穴

1. 极泉

【定位】在腋区，____中央，腋动脉搏动处。

【主治】①心痛、心悸等心疾；②肩臂疼痛、胁肋疼痛、臂丛神经损伤等____证；③____；④腋臭；⑤上肢针麻用穴。

2. 少海：合穴

【定位】在肘前区，横平____，肱骨内上髁前缘。

【主治】①心痛、癔病等心神、____病；②肘臂挛痛，臂麻手颤；③____痛，腋胁部痛；④____。

3. 通里：____穴

【定位】在前臂前区，腕掌侧远端横纹上____寸，尺侧腕屈肌腱的____侧缘。

【主治】①心悸、怔忡等心病；②_____，_____；③腕臂痛。

4. ____：郄穴

【定位】在前臂前区，腕掌侧远端横纹上0.5寸，尺侧腕屈肌腱的桡侧缘。

8. 大横

【定位】在腹部，脐中旁开4寸。

【主治】腹痛、腹泻、便秘等脾胃病证。

9. 大包：脾之大络

【定位】在胸外侧区，第6肋间隙，在腋中线上。

【主治】①气喘；②胸胁痛；③全身疼痛；④四肢无力。

五、手少阴心经

常用腧穴

1. 极泉

【定位】在腋区，腋窝中央，腋动脉搏动处。

【主治】①心痛、心悸等心疾；②肩臂疼痛、胁肋疼痛、臂丛神经损伤等痛证；③瘰疬；④腋臭；⑤上肢针麻用穴。

2. 少海：合穴

【定位】在肘前区，横平肘横纹，肱骨内上髁前缘。

【主治】①心痛、癫病等心病、神志病；②肘臂挛痛，臂麻手颤；③头项痛，腋胁部痛；④瘰疬。

3. 通里：络穴

【定位】在前臂前区，腕掌侧远端横纹上1寸，尺侧腕屈肌腱的桡侧缘。

【主治】①心悸、怔忡等心病；②舌强不语，暴暗；③腕臂痛。

4. 阴郄：郄穴

【定位】在前臂前区，腕掌侧远端横纹上0.5寸，尺侧腕屈肌腱的桡侧缘。

【主治】①心痛、惊悸等____；②____；③吐血、衄血。

5. 神门：输穴；____之原穴

【定位】在腕前区，腕掌侧远端横纹____侧端，尺侧腕屈肌腱的____侧缘。

【主治】①心痛、心烦、惊悸、怔忡、健忘、失眠、痴呆、癫狂痫等心与神志病证；②____；③_____痛。

6. 少府：荥穴

【定位】在手掌，横平第___掌指关节近端，第___、___掌骨之间。

【主治】①心悸、胸痛等心胸病；②____，____；③____；④小指挛痛。

7. ____：井穴

【定位】在手指，小指末节桡侧，指甲根角侧上方0.1寸（指寸）。

【主治】①心悸、心痛、癫狂、昏迷等心及神志病证；②热病；③胸胁痛。

六、手太阳小肠经

常用腧穴

1. 少泽：井穴

【定位】在手指，小指末节____侧，指甲根角侧上方0.1寸（指寸）。

【主治】①____、____等____疾；②昏迷、热病等急症、热证；③头痛、目翳、咽喉肿痛等头面五官病证。

【操作】孕妇慎用。

【主治】①心痛、惊悸等心病；②骨蒸盗汗；③吐血、衄血。

5. 神门：输穴；心之原穴

【定位】在腕前区，腕掌侧远端横纹尺侧端，尺侧腕屈肌腱的桡侧缘。

【主治】①心痛、心烦、惊悸、怔忡、健忘、失眠、痴呆、癫狂痫等心与神志病证；②高血压；③胸胁痛。

6. 少府：荥穴

【定位】在手掌，横平第5掌指关节近端，第4、5掌骨之间。

【主治】①心悸、胸痛等心胸病；②阴痒，阴痛；③痈疡；④小指挛痛。

7. 少冲：井穴

【定位】在手指，小指末节桡侧，指甲根角侧上方0.1寸（指寸）。

【主治】①心悸、心痛、癫狂、昏迷等心及神志病证；②热病；③胸胁痛。

六、手太阳小肠经

常用腧穴

1. 少泽：井穴

【定位】在手指，小指末节尺侧，指甲根角侧上方0.1寸（指寸）。

【主治】①乳痈、乳少等乳疾；②昏迷、热病等急症、热证；③头痛、目翳、咽喉肿痛等头面五官病证。

【操作】孕妇慎用。

2. 后溪：输穴；八脉交会穴（通于____脉）

【定位】在手内侧，第____掌指关节尺侧近端赤白肉际凹陷中。

【主治】①头项强痛、腰背痛、手指及肘臂挛痛等____证；②耳聋，目赤；③____；④____。

3. 养老：郄穴

【定位】在前臂后区，腕背横纹上____寸，尺骨头桡侧凹陷中。

【主治】①____；②肩、背、肘、臂酸痛。

4. ____：合穴

【定位】在肘后区，尺骨鹰嘴与肱骨内上髁之间凹陷中。

【主治】①肘臂疼痛，麻木；②____。

5. 肩贞

【定位】在肩胛区，肩关节后下方，_____直上1寸。

【主治】①肩臂疼痛，上肢不遂；②____。

【操作】不宜向胸侧深刺。

6. 天宗

【定位】在肩胛区，肩胛冈中点与肩胛骨下角连线上____与下____交点凹陷中。

【主治】①肩胛疼痛，肩背部损伤等局部病证；②____。【操作】遇到阻力不可强行进针。

7. 颧髎

【定位】在面部，颧骨下缘，____直下凹陷中。

【主治】口眼歪斜，_____，齿痛，面痛等。

2. 后溪：输穴；八脉交会穴（通于督脉）

【定位】在手内侧，第 5 掌指关节尺侧近端赤白肉际凹陷中。

【主治】①头项强痛、腰背痛、手指及肘臂挛痛等痛证；②耳聋，目赤；③癫狂痫；④疟疾。

3. 养老：郄穴

【定位】在前臂后区，腕背横纹上 1 寸，尺骨头桡侧凹陷中。

【主治】①目视不明；②肩、背、肘、臂酸痛。

4. 小海：合穴

【定位】在肘后区，尺骨鹰嘴与肱骨内上髁之间凹陷中。

【主治】①肘臂疼痛，麻木；②癫痫。

5. 肩贞

【定位】在肩胛区，肩关节后下方，腋后纹头直上 1 寸。

【主治】①肩臂疼痛，上肢不遂；②瘰疬。

【操作】不宜向胸侧深刺。

6. 天宗

【定位】在肩胛区，肩胛冈中点与肩胛骨下角连线上 1/3 与下 2/3 交点凹陷中。

【主治】①肩胛疼痛，肩背部损伤等局部病证；②气喘。

【操作】遇到阻力不可强行进针。

7. 颧髎

【定位】在面部，颧骨下缘，目外眦直下凹陷中。

【主治】口眼歪斜，眼睑𥆧动，齿痛，面痛等。

8. 听宫

【定位】在面部，_____与_____之间的凹陷中。

【主治】①耳鸣、耳聋、聤耳等耳疾；②齿痛。

【操作】张口，直刺 1～1.5 寸。留针时要保持一定的____姿势。

七、足太阳膀胱经

常用腧穴

1. 睛明

【定位】在面部，目内眦_____眶内侧壁凹陷中。

【主治】①目赤肿痛、流泪、视物不明、目眩、近视、夜盲、色盲等目疾；②_____、坐骨神经痛；③_____、疭忡。

【操作】嘱患者闭目，医者左手轻推眼球向外侧固定，右手缓慢进针，紧靠____直刺 0.5～1 寸。遇到____时，不宜强行进针，应改变进针方向或退针。不捻转，不提插（或只轻微地捻转和提插）。出针后按压针孔片刻，以防出血。针具宜细，消毒宜严。禁____。

2. 攒竹

【定位】在面部，____凹陷中，额切迹处。

【主治】①头痛，眉棱骨痛；②眼睑瞤动、眼睑下垂、口眼㖞斜、目视不明、流泪、目赤肿痛等眼部病证；③____。

3. 天柱

【定位】在颈后区，横平第____颈椎棘突上际，斜方肌____缘凹陷中。

8. 听宫

【定位】在面部，耳屏正中与下颌骨髁突之间的凹陷中。

【主治】①耳鸣、耳聋、聤耳等耳疾；②齿痛。

【操作】张口，直刺 1～1.5 寸。留针时要保持一定的张口姿势。

七、足太阳膀胱经

常用腧穴

1. 睛明

【定位】在面部，目内眦内上方眶内侧壁凹陷中。

【主治】①目赤肿痛、流泪、视物不明、目眩、近视、夜盲、色盲等目疾；②急性腰扭伤、坐骨神经痛；③心悸、怔忡。

【操作】嘱患者闭目，医者左手轻推眼球向外侧固定，右手缓慢进针，紧靠眶缘直刺 0.5～1 寸。遇到阻力时，不宜强行进针，应改变进针方向或退针。不捻转，不提插（或只轻微地捻转和提插）。出针后按压针孔片刻，以防出血。针具宜细，消毒宜严。禁灸。

2. 攒竹

【定位】在面部，眉头凹陷中，额切迹处。

【主治】①头痛，眉棱骨痛；②眼睑眴动、眼睑下垂、口眼歪斜、目视不明、流泪、目赤肿痛等眼部病证；③呃逆。

3. 天柱

【定位】在颈后区，横平第 2 颈椎棘突上际，斜方肌外缘凹陷中。

【主治】①后头痛、项强、肩背腰痛等___证；②鼻塞；③目痛；④___；⑤___。

【操作】不可向内上方深刺，以免伤及延髓。

4. 大杼：八会穴之___会

【定位】在脊柱区，第___胸椎棘突下，后正中线旁开1.5寸。

【主治】①___，___；②项强，肩背痛。

【操作】不宜深刺。

5. 风门

【定位】在脊柱区，第___胸椎棘突下，后正中线旁开___寸。

【主治】①感冒、咳嗽、发热、头痛等___病证；②项强，胸背痛。

【操作】热证宜点刺放血。

6. 肺俞：肺之背俞穴

【定位】在脊柱区，第___胸椎棘突下，后正中线旁开1.5寸。

【主治】①咳嗽、气喘、咯血等肺疾；②___、___等___病证；③瘙痒、瘾疹等___病。

7. 心俞：心之背俞穴

【定位】在脊柱区，第___胸椎棘突下，后正中线旁开1.5寸。

【主治】①心痛、惊悸、失眠、健忘、癫痫等心与神志病变；②咳嗽，咯血等___疾；③___，遗精。

8. 膈俞：八会穴之___会

【定位】在脊柱区，第___胸椎棘突下，后正中线旁开1.5寸。

【主治】①后头痛、项强、肩背腰痛等痹证；②鼻塞；③目痛；④癫狂痫；⑤热病。

【操作】不可向内上方深刺，以免伤及延髓。

4. 大杼：八会穴之骨会

【定位】在脊柱区，第1胸椎棘突下，后正中线旁开1.5寸。

【主治】①咳嗽，发热；②项强，肩背痛。

【操作】不宜深刺。

5. 风门

【定位】在脊柱区，第2胸椎棘突下，后正中线旁开1.5寸。

【主治】①感冒、咳嗽、发热、头痛等外感病证；②项强，胸背痛。

【操作】热证宜点刺放血。

6. 肺俞：肺之背俞穴

【定位】在脊柱区，第3胸椎棘突下，后正中线旁开1.5寸。

【主治】①咳嗽、气喘、咯血等肺疾；②骨蒸潮热、盗汗等阴虚病证；③瘙痒、瘾疹等皮肤病。

7. 心俞：心之背俞穴

【定位】在脊柱区，第5胸椎棘突下，后正中线旁开1.5寸。

【主治】①心痛、惊悸、失眠、健忘、癫痫等心与神志病变；②咳嗽，咯血等肺疾；③盗汗，遗精。

8. 膈俞：八会穴之血会

【定位】在脊柱区，第7胸椎棘突下，后正中线旁开1.5寸。

【主治】①____诸证；②呕吐、呃逆、气喘、吐血等____之证；③____，皮肤瘙痒；④____；⑤____，____。

9. 肝俞：肝之背俞穴

【定位】在脊柱区，第____胸椎棘突下，后正中线旁开 1.5 寸。

【主治】①胁痛、黄疸等肝胆病证；②目赤、目视不明、夜盲、迎风流泪等____疾；③____；④脊背痛。

10. 胆俞：胆之背俞穴

【定位】在脊柱区，第____胸椎棘突下，后正中线旁开 1.5 寸。

【主治】①黄疸、口苦、胁痛等肝胆病证；②____，____。

11. 脾俞：脾之背俞穴

【定位】在脊柱区，第____胸椎棘突下，后正中线旁开 1.5 寸。

【主治】①腹胀、纳呆、呕吐、腹泻、痢疾、便血、水肿等脾胃肠腑病证；②____，____；③背痛。

12. 胃俞：胃之背俞穴

【定位】在脊柱区，第____胸椎棘突下，后正中线旁开 1.5 寸。

【主治】①胃脘痛、呕吐、腹胀、肠鸣等胃疾；②____，____。

13. 三焦俞：三焦之背俞穴

【定位】在脊柱区，第____腰椎棘突下，后正中线旁开 1.5 寸。

【主治】①肠鸣、腹胀、呕吐、腹泻、痢疾等_____病证；②小便不利、水肿等_____病证；③腰背强痛。

【主治】①血瘀诸证；②呕吐、呃逆、气喘、吐血等上逆之证；③瘾疹，皮肤瘙痒；④贫血；⑤潮热，盗汗。

9. 肝俞：肝之背俞穴

【定位】在脊柱区，第9胸椎棘突下，后正中线旁开1.5寸。

【主治】①胁痛、黄疸等肝胆病证；②目赤、目视不明、夜盲、迎风流泪等目疾；③癫狂痫；④脊背痛。

10. 胆俞：胆之背俞穴

【定位】在脊柱区，第10胸椎棘突下，后正中线旁开1.5寸。

【主治】①黄疸、口苦、胁痛等肝胆病证；②肺痨，潮热。

11. 脾俞：脾之背俞穴

【定位】在脊柱区，第11胸椎棘突下，后正中线旁开1.5寸。

【主治】①腹胀、纳呆、呕吐、腹泻、痢疾、便血、水肿等脾胃肠腑病证；②多食善饥，身体消瘦；③背痛。

12. 胃俞：胃之背俞穴

【定位】在脊柱区，第12胸椎棘突下，后正中线旁开1.5寸。

【主治】①胃脘痛、呕吐、腹胀、肠鸣等胃疾；②多食善饥，身体消瘦。

13. 三焦俞：三焦之背俞穴

【定位】在脊柱区，第1腰椎棘突下，后正中线旁开1.5寸。

【主治】①肠鸣、腹胀、呕吐、腹泻、痢疾等脾胃肠腑病证；②小便不利、水肿等三焦气化不利病证；③腰背强痛。

14. **肾俞：肾之背俞穴**

【定位】在脊柱区，第＿＿＿腰椎棘突下，后正中线旁开1.5寸。

【主治】①头晕、耳鸣、耳聋、腰酸痛等＿＿＿病证；②遗尿、遗精、阳痿、早泄、不育等＿＿＿＿＿＿系疾患；③月经不调、带下、不孕等＿＿＿病证；④＿＿＿。

15. **大肠俞：大肠之背俞穴**

【定位】在脊柱区，第＿＿＿腰椎棘突下，后正中线旁开1.5寸。

【主治】①腰腿痛；②腹胀、腹泻、便秘等＿＿＿病证。

16. **小肠俞：小肠之背俞穴**

【定位】在骶区，横平第＿＿＿骶后孔，骶正中嵴旁开1.5寸。

【主治】①遗精、遗尿、尿血、尿痛、带下等＿＿＿＿＿系统疾患；②腹泻、痢疾；③＿＿＿；④腰骶痛。

17. **膀胱俞：膀胱之背俞穴**

【定位】在骶区，横平第＿＿＿骶后孔，骶正中嵴旁开1.5寸。

【主治】①小便不利、遗尿等＿＿＿＿＿＿＿＿＿＿病证；②腰脊强痛；③＿＿＿，＿＿＿。

18. **次髎**

【定位】在骶区，正对＿＿＿＿＿＿＿。

【主治】①月经不调、痛经、带下等＿＿＿病证；②＿＿＿＿＿＿；③遗精、阳痿等＿＿＿病证；④＿＿＿；⑤腰骶痛，下肢痿痹。

19. **承扶**

【定位】在股后区，＿＿＿的中点。

【主治】①腰、骶、臀、股部＿＿＿；②＿＿＿。

14. 肾俞：肾之背俞穴

【定位】在脊柱区，第2腰椎棘突下，后正中线旁开1.5寸。

【主治】①头晕、耳鸣、耳聋、腰酸痛等肾虚病证；②遗尿、遗精、阳痿、早泄、不育等泌尿生殖系疾患；③月经不调、带下、不孕等妇科病证；④消渴。

15. 大肠俞：大肠之背俞穴

【定位】在脊柱区，第4腰椎棘突下，后正中线旁开1.5寸。

【主治】①腰腿痛；②腹胀、腹泻、便秘等胃肠病证。

16. 小肠俞：小肠之背俞穴

【定位】在骶区，横平第1骶后孔，骶正中嵴旁开1.5寸。

【主治】①遗精、遗尿、尿血、尿痛、带下等泌尿生殖系统疾患；②腹泻、痢疾；③疝气；④腰骶痛。

17. 膀胱俞：膀胱之背俞穴

【定位】在骶区，横平第2骶后孔，骶正中嵴旁开1.5寸。

【主治】①小便不利、遗尿等膀胱气化功能失调病证；②腰脊强痛；③腹泻、便秘。

18. 次髎

【定位】在骶区，正对第2骶后孔中。

【主治】①月经不调、痛经、带下等妇科病证；②小便不利；③遗精、阳痿等男科病证；④疝气；⑤腰骶痛，下肢痿痹。

19. 承扶

【定位】在股后区，臀沟的中点。

【主治】①腰、骶、臀、股部疼痛；②痔疾。

20. 委阳：____之下合穴

【定位】在膝部，腘横纹上，股二头肌腱的____侧缘。

【主治】①腹满，小便不利；②腰脊强痛，腿足挛痛。

21. 委中：合穴；____之下合穴

【定位】在膝后区，腘横纹中点。

【主治】①腰背痛、下肢痿痹等腰及下肢病证；②腹痛，____等____症；③____，____；④_____，_____。

22. 膏肓

【定位】在脊柱区，第____胸椎棘突下，后正中线旁开____寸。

【主治】①咳嗽、气喘、肺痨等_____病证；②健忘、遗精、盗汗、羸瘦等____诸证；③肩胛痛。

23. 志室

【定位】在腰区，第____腰椎棘突下，后正中线旁开3寸。

【主治】①遗精、阳痿等____病证；②____，____；③腰脊强痛。

24. 秩边

【定位】在骶区，横平第____骶后孔，骶正中嵴旁开3寸。

【主治】①腰骶痛、下肢痿痹等腰及下肢病证；②小便不利，____；③____，____；④____。

25. 承山

【定位】在小腿后区，____两肌腹与肌腱交角处。

【主治】①腰腿拘急、疼痛；②____，____；③腹痛，____。

20. 委阳：三焦之下合穴

【定位】在膝部，腘横纹上，股二头肌腱的内侧缘。

【主治】①腹满，小便不利；②腰脊强痛，腿足挛痛。

21. 委中：合穴；膀胱之下合穴

【定位】在膝后区，腘横纹中点。

【主治】①腰背痛、下肢痿痹等腰及下肢病证；②腹痛，急性吐泻等急症；③瘾疹，丹毒；④小便不利，遗尿。

22. 膏肓

【定位】在脊柱区，第4胸椎棘突下，后正中线旁开3寸。

【主治】①咳嗽、气喘、肺痨等肺系虚损病证；②健忘、遗精、盗汗、羸瘦等虚劳诸证；③肩胛痛。

23. 志室

【定位】在腰区，第2腰椎棘突下，后正中线旁开3寸。

【主治】①遗精、阳痿等肾虚病证；②小便不利，水肿；③腰脊强痛。

24. 秩边

【定位】在骶区，横平第4骶后孔，骶正中嵴旁开3寸。

【主治】①腰骶痛、下肢痿痹等腰及下肢病证；②小便不利，癃闭；③便秘，痔疾；④阴病。

25. 承山

【定位】在小腿后区，腓肠肌两肌腹与肌腱交角处。

【主治】①腰腿拘急、疼痛；②痔疾，便秘；③腹痛，疝气。

【操作】不宜进行过强刺激，以免引起腓肠肌痉挛。

26. 飞扬：络穴

【定位】在小腿后区，昆仑直上____寸，腓肠肌外下缘与跟腱移行处。

【主治】①腰腿疼痛；②____，目眩；③____，鼻衄；④____。

27. 昆仑：经穴

【定位】在踝区，____与____之间的凹陷中。

【主治】①后头痛，项强，目眩；②腰骶疼痛，足踝肿痛；③癫痫；④____。

【操作】孕妇禁用，经期慎用。

28. 申脉：八脉交会穴（通于____脉）

【定位】在踝区，____直下，外踝下缘与____之间凹陷中。

【主治】①头痛，眩晕；②____、癫狂痫证等_____病患；③腰腿酸痛。

29. 束骨：输穴

【定位】在跖区，第____跖趾关节的近端，赤白肉际处。

【主治】①头痛、项强、目眩等____疾患；②腰腿痛；③癫狂。

30. ____：井穴

【定位】在足趾，足小趾末节外侧，趾甲根角侧后方 0.1 寸（指寸）。

【主治】①胎位不正，滞产；②头痛，目痛；③鼻塞，鼻衄。

【操作】胎位不正用____。

【操作】不宜进行过强刺激，以免引起腓肠肌痉挛。

26. 飞扬：络穴

【定位】在小腿后区，昆仑直上 7 寸，腓肠肌外下缘与跟腱移行处。

【主治】①腰腿疼痛；②头痛，目眩；③鼻塞，鼻衄；④痔疾。

27. 昆仑：经穴

【定位】在踝区，外踝尖与跟腱之间的凹陷中。

【主治】①后头痛，项强，目眩；②腰骶疼痛，足踝肿痛；③癫痫；④滞产。

【操作】孕妇禁用，经期慎用。

28. 申脉：八脉交会穴（通于阳跷脉）

【定位】在踝区，外踝尖直下，外踝下缘与跟骨之间凹陷中。

【主治】①头痛，眩晕；②失眠、癫狂痫证等神志病患；③腰腿酸痛。

29. 束骨：输穴

【定位】在跖区，第 5 跖趾关节的近端，赤白肉际处。

【主治】①头痛、项强、目眩等头部疾患；②腰腿痛；③癫狂。

30. 至阴：井穴

【定位】在足趾，足小趾末节外侧，趾甲根角侧后方 0.1 寸（指寸）。

【主治】①胎位不正，滞产；②头痛，目痛；③鼻塞，鼻衄。

【操作】胎位不正用灸法。

八、足少阴肾经

常用腧穴

1. 涌泉：井穴

【定位】在足底，屈足卷趾时____最凹陷中；约当足底第____、____趾蹼缘与足跟连线的_____与_____交点凹陷中。

【主治】①昏厥、中暑、小儿惊风、癫狂痫等急症及____病证；②头痛，头晕，目眩，失眠；③咯血、咽喉肿痛、喉痹、失音等____病证；④大便难，小便____；⑤____；⑥足心热。

2. 然谷：荥穴

【定位】在足内侧，_____下方，赤白肉际处。

【主治】①月经不调、阴挺、阴痒、白浊等妇科病证；②遗精，阳痿，小便不利等泌尿生殖系统疾患；③____、咽喉肿痛；④____；⑤下肢痿痹，足跗痛；⑥_____，____；⑦腹泻。

3. 太溪：输穴；肾之原穴

【定位】在足踝区，____与____之间凹陷中。

【主治】①头痛、目眩、失眠、健忘、遗精、阳痿等____证；②咽喉肿痛、齿痛、耳鸣、耳聋等____性五官病证；③咳嗽、气喘、咯血、胸痛等____疾患；④____，小便频数，便秘；⑤____；⑥腰脊痛，下肢厥冷，内踝肿痛。

4. 照海：八脉交会穴（通于____脉）

【定位】在踝区，____下 1 寸，内踝下缘边际凹陷中。

八、足少阴肾经

常用腧穴

1. 涌泉：井穴

【定位】在足底，屈足卷趾时足心最凹陷中；约当足底第 2、3 趾蹼缘与足跟连线的前 1/3 与后 2/3 交点凹陷中。

【主治】①昏厥、中暑、小儿惊风、癫狂痫等急症及神志病证；②头痛，头晕，目眩，失眠；③咯血、咽喉肿痛、失音等肺系病证；④大便难，小便不利；⑤奔豚气；⑥足心热。

2. 然谷：荥穴

【定位】在足内侧，足舟骨粗隆下方，赤白肉际处。

【主治】①月经不调、阴挺、阴痒、白浊等妇科病证；②遗精，阳痿，小便不利等泌尿生殖系统疾患；③咯血、咽喉肿痛；④消渴；⑤下肢痿痹，足跗痛；⑥小儿脐风，口噤；⑦腹泻。

3. 太溪：输穴；肾之原穴

【定位】在足踝区，内踝尖与跟腱之间凹陷中。

【主治】①头痛、目眩、失眠、健忘、遗精、阳痿等肾虚证；②咽喉肿痛、齿痛、耳鸣、耳聋等阴虚性五官病证；③咳嗽、气喘、咯血、胸满等肺系疾患；④消渴，小便频数，便秘；⑤月经不调；⑥腰脊痛，下肢厥冷，内踝肿痛。

4. 照海：八脉交会穴（通于阴跷脉）

【定位】在踝区，内踝尖下 1 寸，内踝下缘边际凹陷中。

【主治】①___、癫痫等精神、神志病证；②咽喉干痛、目赤肿痛等___病证；③月经不调、痛经、带下、阴挺等___病证；④_____，___。

5. 复溜：经穴

【定位】在小腿内侧，内踝尖上___寸，跟腱的前缘。

【主治】①水肿，汗证（无汗或多汗）等_____疾患；②腹胀、腹泻、肠鸣等胃肠病证；③腰脊强痛，下肢痿痹。

6. 阴谷：合穴

【定位】在膝后区，____上，半腱肌腱外侧缘。

【主治】①___；②阳痿、小便不利、月经不调、崩漏等_____疾患；③膝股内侧痛。

7. 肓俞

【定位】在腹部，脐中旁开___寸。

【主治】①腹痛绕脐、腹胀、腹泻、便秘等胃肠病证；②___；③___。

九、手厥阴心包经

常用腧穴

1. 天池

【定位】在胸部，第___肋间隙，前正中线旁开___寸。

【主治】①咳嗽、痰多、胸闷、气喘、胸痛等___病证；②腋下肿痛、___；③___。

【操作】不可深刺，以免伤及心、肺。

2. 曲泽：合穴

【定位】在肘前区，肘横纹上，肱二头肌腱的____侧缘凹陷中。

【主治】①失眠、癫痫等精神、神志病证；②咽喉干痛、目赤肿痛等五官热性病证；③月经不调、痛经、带下、阴挺等妇科病证；④小便频数，癃闭。

5. 复溜：经穴

【定位】在小腿内侧，内踝尖上2寸，跟腱的前缘。

【主治】①水肿、汗证（无汗或多汗）等津液输布失调疾患；②腹胀、腹泻、肠鸣等胃肠病证；③腰脊强痛，下肢痿痹。

6. 阴谷：合穴

【定位】在膝后区，腘横纹上，半腱肌腱外侧缘。

【主治】①癫狂；②阳痿、小便不利、月经不调、崩漏等泌尿生殖系统疾患；③膝股内侧痛。

7. 肓俞

【定位】在腹部，脐中旁开0.5寸。

【主治】①腹痛绕脐、腹胀、腹泻、便秘等胃肠病证；②疝气；③月经不调。

九、手厥阴心包经

常用腧穴

1. 天池

【定位】在胸部，第4肋间隙，前正中线旁开5寸。

【主治】①咳嗽、痰多、胸闷、气喘、胸痛等心肺病证；②腋下肿痛、乳痈；③瘰疬。

【操作】不可深刺，以免伤及心、肺。

2. 曲泽：合穴

【定位】在肘前区，肘横纹上，肱二头肌腱的尺侧缘凹陷中。

【主治】①心痛、心悸、善惊等＿＿＿系病证；②胃痛、呕血、呕吐等＿＿＿＿＿病证；③＿＿＿；④肘臂挛痛，上肢颤动。

3. 郄门：郄穴

【定位】在前臂前区，腕掌侧远端横纹上＿＿＿寸，掌长肌腱与桡侧腕屈肌腱之间。

【主治】①急性心痛、心悸、心烦、胸痛等＿＿＿＿＿病证；②咯血、呕血、衄血等＿＿＿＿＿＿证；③＿＿＿；④癫痫。

4. 间使：经穴

【定位】在前臂前区，腕掌侧远端横纹上＿＿＿寸，掌长肌腱与桡侧腕屈肌腱之间。

【主治】①心痛、心悸等心经的病证；②胃痛、呕吐等热性胃病；③＿＿＿，＿＿＿；④癫狂痫；⑤腋肿，肘挛，臂痛。

5. 内关：＿＿＿穴；八脉交会穴（通于＿＿＿脉）

【定位】在前臂前区，腕掌侧远端横纹上＿＿＿寸，掌长肌腱与桡侧腕屈肌腱之间。

【主治】①心痛、胸闷、心动过速或过缓等＿＿＿＿＿病证；②胃痛、呕吐、呃逆等胃腑病证；③中风，偏瘫，眩晕，偏头痛；④失眠、郁证、癫狂痫等＿＿＿＿＿病证；⑤肘臂挛痛。

6. ＿＿＿：输穴；心包之原穴

【定位】在腕前区，腕掌侧远端横纹中，掌长肌腱与桡侧腕屈肌腱之间。

【主治】①心痛，心悸，胸胁满痛；②胃痛、呕吐、口臭等＿＿＿＿＿病证；③喜笑悲恐、癫狂痫等神志疾患；④臂、手挛痛。

【主治】①心痛、心悸、善惊等心系病证；②胃痛、呕血、呕吐等胃腑热性病证；③暑热病；④肘臂挛痛，上肢颤动。

3. 郄门：郄穴

【定位】在前臂前区，腕掌侧远端横纹上5寸，掌长肌腱与桡侧腕屈肌腱之间。

【主治】①急性心痛、心悸、心烦、胸痛等心胸病证；②咯血、呕血、衄血等热性出血证；③疔疮；④癫痫。

4. 间使：经穴

【定位】在前臂前区，腕掌侧远端横纹上3寸，掌长肌腱与桡侧腕屈肌腱之间。

【主治】①心痛、心悸等心经的病证；②胃痛、呕吐等热性胃病；③热病，疟疾；④癫狂痫；⑤腋肿，肘挛，臂痛。

5. 内关：络穴；八脉交会穴（通于阴维脉）

【定位】在前臂前区，腕掌侧远端横纹上2寸，掌长肌腱与桡侧腕屈肌腱之间。

【主治】①心痛、胸闷、心动过速或过缓等心系病证；②胃痛、呕吐、呃逆等胃腑病证；③中风，偏瘫，眩晕，偏头痛；④失眠、郁证、癫狂痫等神志病证；⑤肘臂挛痛。

6. 大陵：输穴；心包之原穴

【定位】在腕前区，腕掌侧远端横纹中，掌长肌腱与桡侧腕屈肌腱之间。

【主治】①心痛，心悸，胸胁满痛；②胃痛、呕吐、口臭等胃腑病证；③喜笑悲恐、癫狂痫等神志疾患；④臂、手挛痛。

7. 劳宫：荥穴

【定位】在掌区，横平第 3 掌指关节近端，第 2、3 掌骨之间偏于第＿＿掌骨。简便取穴法：握拳，＿＿指尖下是穴。

【主治】①中风昏迷、中暑等急症；②心痛、烦闷、癫狂痫等心与神志疾患；③＿＿，＿＿；④＿＿。

8. 中冲：井穴

【定位】在手指，＿＿指末端最高点。

【主治】①中风昏迷、舌强不语、中暑、昏厥、小儿惊风等＿＿症；②热病，＿＿肿痛。

十、手少阳三焦经

常用腧穴

1. 关冲：井穴

【定位】在手指，第＿＿指末节＿＿侧，指甲根角侧上方 0.1 寸（指寸）。

【主治】①头痛、目赤、耳鸣、耳聋、喉痹、舌强等头面五官病证；②热病，中暑。

2. 中渚：输穴

【定位】在手背，第＿＿、＿＿掌骨间，第＿＿掌指关节近端凹陷中。

【主治】①头痛、目赤、耳鸣、耳聋、喉痹等头面五官病证；②＿＿，＿＿；③肩背肘臂酸痛，手指不能屈伸。

3. ＿＿：三焦之原穴

【定位】在腕后区，腕背侧远端横纹上，指伸肌腱的尺侧缘凹陷中。

7. 劳宫：荥穴

【定位】在掌区，横平第 3 掌指关节近端，第 2、3 掌骨之间偏于第 3 掌骨。简便取穴法：握拳，中指尖下是穴。

【主治】①中风昏迷、中暑等急症；②心痛、烦闷、癫狂痫等心与神志疾患；③口疮，口臭；④鹅掌风。

8. 中冲：井穴

【定位】在手指，中指末端最高点。

【主治】①中风昏迷、舌强不语、中暑、昏厥、小儿惊风等急症；②热病，舌下肿痛。

十、手少阳三焦经

常用腧穴

1. 关冲：井穴

【定位】在手指，第 4 指末节尺侧，指甲根角侧上方 0.1 寸（指寸）。

【主治】①头痛、目赤、耳鸣、耳聋、喉痹、舌强等头面五官病证；②热病，中暑。

2. 中渚：输穴

【定位】在手背，第 4、5 掌骨间，第 4 掌指关节近端凹陷中。

【主治】①头痛、目赤、耳鸣、耳聋、喉痹等头面五官病证；②热病，疟疾；③肩背肘臂酸痛，手指不能屈伸。

3. 阳池：三焦之原穴

【定位】在腕后区，腕背侧远端横纹上，指伸肌腱的尺侧缘凹陷中。

【主治】①目赤肿痛、耳聋、喉痹等五官病证；②____，
____；③腕痛，肩臂痛。

　　4. 外关：络穴；八脉交会穴（通于____脉）

　　【定位】在前臂后区，腕背侧远端横纹上____寸，尺
骨与桡骨间隙中点。

　　【主治】①热病；②头痛、目赤肿痛、耳鸣、耳聋等
头面五官病证；③____；④____；⑤上肢痿痹不遂。

　　5. 支沟：经穴

　　【定位】在前臂后区，腕背侧远端横纹上____寸，尺
骨与桡骨间隙中点。

　　【主治】①耳鸣，耳聋，暴喑；②胁肋痛；③____；
④____；⑤热病。

　　6. 肩髎

　　【定位】在三角肌区，肩峰角与_____两骨间凹
陷中。

　　【主治】臂痛，肩重不能举。

　　7. 翳风

　　【定位】在颈部，____后方，乳突下端____凹陷中。

　　【主治】①耳鸣、耳聋等耳疾；②口眼歪斜、面风、
牙关紧闭、颊肿等面、口病证；③____。

　　8. 角孙

　　【定位】在头部，____正对发际处。

　　【主治】①头痛，项强；②____，齿痛；③目翳，目
赤肿痛。

　　【操作】小儿____用灯火灸。

　　9. ____

　　【定位】在耳区，耳屏上切迹与下颌骨髁突之间的凹
陷中。

【主治】①目赤肿痛、耳聋、喉痹等五官病证；②消渴，口干；③腕痛，肩臂痛。

4. 外关：络穴；八脉交会穴（通于阳维脉）

【定位】在前臂后区，腕背侧远端横纹上2寸，尺骨与桡骨间隙中点。

【主治】①热病；②头痛、目赤肿痛、耳鸣、耳聋等头面五官病证；③瘰疬；④胁肋痛；⑤上肢痿痹不遂。

5. 支沟：经穴

【定位】在前臂后区，腕背侧远端横纹上3寸，尺骨与桡骨间隙中点。

【主治】①耳鸣，耳聋，暴喑；②胁肋痛；③便秘；④瘰疬；⑤热病。

6. 肩髎

【定位】在三角肌区，肩峰角与肱骨大结节两骨间凹陷中。

【主治】臂痛，肩重不能举。

7. 翳风

【定位】在颈部，耳垂后方，乳突下端前方凹陷中。

【主治】①耳鸣、耳聋等耳疾；②口眼歪斜、面风、牙关紧闭、颊肿等面、口病证；③瘰疬。

8. 角孙

【定位】在头部，耳尖正对发际处。

【主治】①头痛，项强；②痄腮，齿痛；③目翳，目赤肿痛。

【操作】小儿痄腮用灯火灸。

9. 耳门

【定位】在耳区，耳屏上切迹与下颌骨髁突之间的凹陷中。

【主治】①耳鸣、耳聋、聤耳等耳疾；②齿痛，颈颌痛。

【操作】微张口，直刺0.5~1寸。

10. 丝竹空

【定位】在面部，____凹陷中。

【主治】①癫痫；②头痛、目眩、目赤肿痛、眼睑瞤动等头目病证；③齿痛。

十一、足少阳胆经

常用腧穴

1. 瞳子髎

【定位】在面部，_____侧0.5寸凹陷中。

【主治】①头痛；②目赤肿痛、羞明流泪、内障、目翳等目疾。

2. ____

【定位】在面部，耳屏间切迹与下颌骨髁突之间的凹陷中。

【主治】①耳鸣、耳聋、聤耳等耳疾；②齿痛，口眼歪斜。

【操作】____，直刺0.5~0.8寸。

3. 率谷

【定位】在头部，耳尖直上入发际____寸。

【主治】①头痛，眩晕；②小儿急、慢惊风。

4. 阳白

【定位】在头部，眉上____寸，____直上。

【主治】①前头痛；②眼睑下垂、口眼歪斜；③目赤肿痛、视物模糊、眼睑瞤动等目疾。

【主治】①耳鸣、耳聋、聤耳等耳疾；②齿痛，颈颌痛。

【操作】微张口，直刺0.5~1寸。

10. 丝竹空

【定位】在面部，眉梢凹陷中。

【主治】①癫痫；②头痛、目眩、目赤肿痛、眼睑瞤动等头目病证；③齿痛。

十一、足少阳胆经

常用腧穴

1. 瞳子髎

【定位】在面部，目外眦外侧0.5寸凹陷中。

【主治】①头痛；②目赤肿痛、羞明流泪、内障、目翳等目疾。

2. 听会

【定位】在面部，耳屏间切迹与下颌骨髁突之间的凹陷中。

【主治】①耳鸣、耳聋、聤耳等耳疾；②齿痛，口眼歪斜。

【操作】微张口，直刺0.5~0.8寸。

3. 率谷

【定位】在头部，耳尖直上入发际1.5寸。

【主治】①头痛，眩晕；②小儿急、慢惊风。

4. 阳白

【定位】在头部，眉上1寸，瞳孔直上。

【主治】①前头痛；②眼睑下垂，口眼歪斜；③目赤肿痛、视物模糊、眼睑瞤动等目疾。

5. 头临泣

【定位】在头部，____上0.5寸，瞳孔直上。

【主治】①头痛；②目痛、目眩、流泪、目翳等目疾；③鼻塞，鼻渊；④小儿惊痫。

6. 风池

【定位】在颈后区，枕骨之下，_____上端与_____上端之间的凹陷中。

【主治】①中风、癫痫、头痛、眩晕、耳鸣、耳聋等____所致的病证；②感冒、鼻塞、衄衊、目赤肿痛、口眼歪斜等____所致的病证；③颈项强痛。

【操作】针尖微下，向____斜刺0.8~1.2寸；或平刺透风府穴。深部中间为____，必须严格掌握针刺的角度和深度。

7. 肩井

【定位】在肩胛区，第____颈椎棘突与____最外侧点连线的中点。

【主治】①颈项强痛，肩背疼痛，上肢不遂；②____、____、乳汁不下、乳癖等妇产科及乳房疾患；③____。

【操作】直刺0.5~0.8寸。内有肺尖，不可深刺；孕妇禁针。

8. 日月：胆之____穴

【定位】在胸部，第____肋间隙中，前正中线旁开4寸。

【主治】①黄疸、胁肋疼痛等肝胆病证；②呕吐、吞酸、呃逆等_____病证。

【操作】斜刺或平刺0.5~0.8寸，不可深刺，以免伤及脏器。

5. 头临泣

【定位】在头部，前发际上0.5寸，瞳孔直上。

【主治】①头痛；②目痛、目眩、流泪、目翳等目疾；③鼻塞，鼻渊；④小儿惊痫。

6. 风池

【定位】在颈后区，枕骨之下，胸锁乳突肌上端与斜方肌上端之间的凹陷中。

【主治】①中风、癫痫、头痛、眩晕、耳鸣、耳聋等内风所致的病证；②感冒、鼻塞、衄血、目赤肿痛、口眼歪斜等外风所致的病证；③颈项强痛。

【操作】针尖微下，向鼻尖斜刺0.8～1.2寸；或平刺透风府穴。深部中间为延髓，必须严格掌握针刺的角度和深度。

7. 肩井

【定位】在肩胛区，第7颈椎棘突与肩峰最外侧点连线的中点。

【主治】①颈项强痛，肩背疼痛，上肢不遂；②难产、乳痈、乳汁不下、乳癖等妇产科及乳房疾患；③瘰疬。

【操作】直刺0.5～0.8寸。内有肺尖，不可深刺；孕妇禁针。

8. 日月：胆之募穴

【定位】在胸部，第7肋间隙中，前正中线旁开4寸。

【主治】①黄疸、胁肋疼痛等肝胆病证；②呕吐、吞酸、呃逆等肝胆犯胃病证。

【操作】斜刺或平刺0.5～0.8寸，不可深刺，以免伤及脏器。

9. 带脉

【定位】在侧腹部，第____肋骨游离端垂线与____水平线的交点上。

【主治】①月经不调、闭经、赤白带下等_____病证；②____；③腰痛，胁痛。

10. 环跳

【定位】在臀部，股骨大转子最凸点与____连线的外____与内____交点处。

【主治】①腰胯疼痛、下肢痿痹、半身不遂等腰腿疾患；②____。

11. 风市

【定位】在股部，髌底上____寸。直立垂手，掌心贴于大腿时，_____所指凹陷中，髂胫束后缘。

【主治】①下肢痿痹、麻木及半身不遂等下肢疾患；②____。

12. 阳陵泉：合穴；胆之下合穴；八会穴之____会

【定位】在小腿外侧，腓骨头____凹陷中。

【主治】①黄疸、胁痛、口苦、呕吐、吞酸等_____病证；②膝肿痛、下肢痿痹及麻木等下肢、膝关节疾患；③____。

13. 光明：络穴

【定位】在小腿外侧，外踝尖上5寸，腓骨前缘。

【主治】①目痛、夜盲、近视、目花等_____疾；②_____；③下肢痿痹。

14. 悬钟：八会穴之____会

【定位】在小腿外侧，外踝尖上____寸，腓骨前缘。

【主治】①痴呆、中风等_____疾患；②颈项强痛，胸胁满痛，下肢痿痹。

9. 带脉

【定位】在侧腹部，第 11 肋骨游离端垂线与脐水平线的交点上。

【主治】①月经不调、闭经、赤白带下等妇科经带病证；②疝气；③腰痛，胁痛。

10. 环跳

【定位】在臀部，股骨大转子最凸点与骶管裂孔连线的外 1/3 与内 2/3 交点处。

【主治】①腰胯疼痛、下肢痿痹、半身不遂等腰腿疾患；②风疹。

11. 风市

【定位】在股部，腘底上 7 寸。直立垂手，掌心贴于大腿时，中指尖所指凹陷中，髂胫束后缘。

【主治】①下肢痿痹、麻木及半身不遂等下肢疾患；②遍身瘙痒。

12. 阳陵泉：合穴；胆之下合穴；八会穴之筋会

【定位】在小腿外侧，腓骨头前下方凹陷中。

【主治】①黄疸、胁痛、口苦、呕吐、吞酸等肝胆犯胃病证；②膝肿痛、下肢痿痹及麻木等下肢、膝关节疾患；③小儿惊风。

13. 光明：络穴

【定位】在小腿外侧，外踝尖上 5 寸，腓骨前缘。

【主治】①目痛、夜盲、近视、目花等目疾；②胸乳胀痛；③下肢痿痹。

14. 悬钟：八会穴之髓会

【定位】在小腿外侧，外踝尖上 3 寸，腓骨前缘。

【主治】①痴呆、中风等髓海不足疾患；②颈项强痛，胸胁满痛，下肢痿痹。

15. 丘墟：____之原穴

【定位】在踝区，____的前下方，趾长伸肌腱的外侧凹陷中。

【主治】①目赤肿痛、目翳等____疾；②颈项痛、腋下肿、胸胁痛、外踝肿痛等____证；③足内翻、足下垂。

16. 足临泣：输穴；八脉交会穴（通于____脉）

【定位】在足背，第____、____跖骨底结合部的前方，第____趾长伸肌腱外侧凹陷中。

【主治】①偏头痛、目赤肿痛、胁肋疼痛、足跗疼痛等____证；②____，____；③瘰疬

17. 侠溪：荥穴

【定位】在足背，第____、____趾间，趾蹼缘后方赤白肉际处。

【主治】①____；②头痛、眩晕、颊肿、耳鸣、耳聋、目赤肿痛等头面五官病证；③胁肋疼痛、膝股痛、足跗肿痛等痛证；④____；⑤热病。

18. 足窍阴：井穴

【定位】在足趾，第____趾末节____侧，趾甲根角侧后方0.1寸（指寸）。

【主治】①头痛、目赤肿痛、耳鸣、耳聋、喉痹等_____病证；②胸胁痛，足跗肿痛。

十二、足厥阴肝经

常用腧穴

1. 大敦：井穴

【定位】在足趾，____末节____侧，趾甲根角侧后方0.1寸（指寸）。

15. 丘墟：胆之原穴

【定位】在踝区，外踝的前下方，趾长伸肌腱的外侧凹陷中。

【主治】①目赤肿痛、目翳等目疾；②颈项痛、腋下肿、胸胁痛、外踝肿痛等痛证；③足内翻、足下垂。

16. 足临泣：输穴；八脉交会穴（通于带脉）

【定位】在足背，第4、5跖骨底结合部的前方，第5趾长伸肌腱外侧凹陷中。

【主治】①偏头痛、目赤肿痛、胁肋疼痛、足跗疼痛等痛证；②月经不调，乳痈；③瘰疬

17. 侠溪：荥穴

【定位】在足背，第4、5趾间，趾蹼缘后方赤白肉际处。

【主治】①惊悸；②头痛、眩晕、颊肿、耳鸣、耳聋、目赤肿痛等头面五官病证；③胁肋疼痛、膝股痛、足跗肿痛等痛证；④乳痈；⑤热病。

18. 足窍阴：井穴

【定位】在足趾，第4趾末节外侧，趾甲根角侧后方0.1寸（指寸）。

【主治】①头痛、目赤肿痛、耳鸣、耳聋、喉痹等头面五官实热病证；②胸胁痛，足跗肿痛。

十二、足厥阴肝经

常用腧穴

1. 大敦：井穴

【定位】在足趾，大趾末节外侧，趾甲根角侧后方0.1寸（指寸）。

【主治】①疝气，少腹痛；②遗尿、癃闭、五淋、尿血等____系统病证；③月经不调、崩漏、阴缩、阴中痛、阴挺等____病及____病证；④____，____。

2. 行间：荥穴

【定位】在足背，第____、____趾间，趾蹼缘后方赤白肉际处。

【主治】①中风、癫痫、头痛、目眩、目赤肿痛、青盲、口歪等_____病证；②月经不调、痛经、闭经、崩漏、带下等_____病证；③阴中痛、疝气；④遗尿、癃闭、五淋等____病证；⑤胸胁满痛。

3. 太冲：输穴；肝之原穴

【定位】在足背，第1、2跖骨间，_____前方凹陷中，或触及动脉搏动。

【主治】①中风、癫狂痫、小儿惊风；头痛、眩晕、耳鸣、目赤肿痛、口歪、咽痛等_____病证；②月经不调、痛经、经闭、崩漏、带下、难产等____病证；③黄疸、胁痛、腹胀、呕逆等____病证；④____、遗尿；⑤下肢痿痹，足跗肿痛。

4. 蠡沟：络穴

【定位】在小腿内侧，内踝尖上__寸，胫骨内侧面的中央。

【主治】①月经不调、赤白带下、阴挺、阴痒等____病证；②小便不利；③____，睾丸肿痛。

5. 曲泉：合穴

【定位】在膝部，____内侧端，半腱肌腱内缘凹陷中。

【主治】①月经不调、痛经、带下、阴挺、阴痒、产后腹痛、腹中包块等____病证；②____、阳痿、疝气；③小便不利；④膝髌肿痛，下肢痿痹。

【主治】①疝气，少腹痛；②遗尿、癃闭、五淋、尿血等泌尿系统病证；③月经不调、崩漏、阴缩、阴中痛、阴挺等月经病及前阴病证；④癫痫，善寐。

2. 行间：荥穴

【定位】在足背，第1、2趾间，趾蹼缘后方赤白肉际处。

【主治】①中风、癫痫、头痛、目眩、目赤肿痛、青盲、口歪等肝经风热病证；②月经不调、痛经、闭经、崩漏、带下等妇科经带病证；③阴中痛、疝气；④遗尿、癃闭、五淋等泌尿系统病证；⑤胸胁满痛。

3. 太冲：输穴；肝之原穴

【定位】在足背，第1、2跖骨间，跖骨底结合部前方凹陷中，或触及动脉搏动。

【主治】①中风、癫狂痫、小儿惊风；头痛、眩晕、耳鸣、目赤肿痛、口歪、咽痛等肝经风热病证；②月经不调、痛经、经闭、崩漏、带下、难产等妇科病证；③黄疸、胁痛、腹胀、呕逆等肝胃病证；④癃闭，遗尿；⑤下肢痿痹，足跗肿痛。

4. 蠡沟：络穴

【定位】在小腿内侧，内踝尖上5寸，胫骨内侧面的中央。

【主治】①月经不调、赤白带下、阴挺、阴痒等妇科病证；②小便不利；③疝气，睾丸肿痛。

5. 曲泉：合穴

【定位】在膝部，腘横纹内侧端，半腱肌腱内缘凹陷中。

【主治】①月经不调、痛经、带下、阴挺、阴痒、产后腹痛、腹中包块等妇科病证；②遗精、阳痿、疝气；③小便不利；④膝髌肿痛，下肢痿痹。

6. 章门：____之募穴；八会穴之____会

【定位】在侧腹部，在第____肋游离端的下际。

【主治】①腹痛、腹胀、肠鸣、腹泻、呕吐等____病证；②胁痛、黄疸、痞块（肝脾肿大）等____病证。

7. 期门：____之募穴

【定位】在胸部，第____肋间隙，前正中线旁开4寸。

【主治】①胸胁胀痛、呕吐、吞酸、呃逆、腹胀、腹泻等____病证；②_____；③_____。

【操作】斜刺或平刺0.5～0.8寸，不可深刺，以免伤及内脏。

十三、督脉

常用腧穴

1. 长强：络穴

【定位】在会阴区，尾骨下方，____与____连线的中点处。

【主治】①腹泻、痢疾、便血、便秘、____、____等肠腑病证；②_____；③腰脊和尾骶部疼痛。

【操作】紧靠尾骨前面斜刺0.8～1寸。不宜直刺，以免伤及直肠。

2. 腰阳关

【定位】在脊柱区，第____腰椎棘突下凹陷中，后正中线上。

【主治】①腰骶疼痛，下肢痿痹；②月经不调、赤白带下等____病证；③遗精、阳痿等____病证。

【操作】向上斜刺0.5～1寸。多用灸法。

6. 章门：脾之募穴；八会穴之脏会

【定位】在侧腹部，在第11肋游离端的下际。

【主治】①腹痛、腹胀、肠鸣、腹泻、呕吐等胃肠病证；②胁痛、黄疸、痞块（肝脾肿大）等肝脾病证。

7. 期门：肝之募穴

【定位】在胸部，第6肋间隙，前正中线旁开4寸。

【主治】①胸胁胀痛、呕吐、吞酸、呃逆、腹胀、腹泻等肝胃病证；②奔豚气；③乳痈。

【操作】斜刺或平刺0.5～0.8寸，不可深刺，以免伤及内脏。

十三、督脉

常用腧穴

1. 长强：络穴

【定位】在会阴区，尾骨下方，尾骨端与肛门连线的中点处。

【主治】①腹泻、痢疾、便血、便秘、痔疮、脱肛等肠俯病证；②癫狂痫；③腰脊和尾骶部疼痛。

【操作】紧靠尾骨前面斜刺0.8～1寸。不宜直刺，以免伤及直肠。

2. 腰阳关

【定位】在脊柱区，第4腰椎棘突下凹陷中，后正中线上。

【主治】①腰骶疼痛，下肢痿痹；②月经不调、赤白带下等妇科病证；③遗精、阳痿等男科病证。

【操作】向上斜刺0.5～1寸。多用灸法。

3. 命门

【定位】在脊柱区，第____腰椎棘突下凹陷中，后正中线上。

【主治】①腰脊强痛，下肢痿痹；②月经不调、赤白带下、痛经、经闭、不孕等妇科病证；③遗精、阳痿、精冷不育、小便频数等_____病证；④小腹冷痛，腹泻。

【操作】向上斜刺0.5~1寸。多用灸法。

4. 至阳

【定位】在脊柱区，第____胸椎棘突下凹陷中，后正中线上。

【主治】①____、胸胁胀满等____病证；②_____，____；③腰背疼痛，脊强。

5. 身柱

【定位】在脊柱区，第____胸椎棘突下凹陷中，后正中线上。

【主治】①身热、头痛、咳嗽、气喘等____病证；②惊厥、癫狂痫等____病证；③腰脊强痛；④_____。

6. 大椎

【定位】在脊柱区，第_____颈椎棘突下凹陷中，后正中线上。

【主治】①热病、疟疾、____、咳嗽、气喘等____病证；②_____；③癫狂痫证、小儿惊风等____病证；④项强，脊痛；⑤____，____。

7. 哑门

【定位】在颈后区，第____颈椎棘突____际凹陷中，后正中线上。

【主治】①____，舌缓不语；②癫狂痫、癔病等神志病证；③头痛，颈项强痛。

3. 命门

【定位】在脊柱区，第2腰椎棘突下凹陷中，后正中线上。

【主治】①腰脊强痛，下肢痿痹；②月经不调、赤白带下、痛经、经闭、不孕等妇科病证；③遗精、阳痿、精冷不育、小便频数等男性肾阳不足性病证；④小腹冷痛，腹泻。

【操作】向上斜刺 0.5 ~ 1 寸。多用灸法。

4. 至阳

【定位】在脊柱区，第7胸椎棘突下凹陷中，后正中线上。

【主治】①黄疸、胸胁胀满等肝胆病证；②咳嗽，气喘；③腰背疼痛，脊强。

5. 身柱

【定位】在脊柱区，第3胸椎棘突下凹陷中，后正中线上。

【主治】①身热、头痛、咳嗽、气喘等外感病证；②惊厥、癫狂痫等神志病证；③腰脊强痛；④疔疮发背。

6. 大椎

【定位】在脊柱区，第7颈椎棘突下凹陷中，后正中线上。

【主治】①热病、疟疾、恶寒发热、咳嗽、气喘等外感病证；②骨蒸潮热；③癫狂痫证、小儿惊风等神志病证；④项强，脊痛；⑤风疹，痤疮。

7. 哑门

【定位】在颈后区，第2颈椎棘突上际凹陷中，后正中线上。

【主治】①暴喑，舌缓不语；②癫狂痫、癔病等神志病证；③头痛，颈项强痛。

【操作】正坐位，头微前倾，项部放松，向下颌方向缓慢刺入 0.5 ~ 1 寸；不可向上深刺，以免刺入枕骨大孔，伤及延髓。

8. 风府

【定位】在颈后区，_____直下，两侧____之间凹陷中。

【主治】①中风、癫狂痫、癔病等____为患的神志病证；②头痛、眩晕、颈项强痛、咽喉肿痛、失音、目痛、鼻衄等_____为患的病证。

【操作】正坐位，头微前倾，项部放松，向下颌方向缓慢刺入 0.5 ~ 1 寸；不可向上深刺，以免刺入枕骨大孔，伤及延髓。

9. 百会

【定位】在头部，前发际正中直上____寸。

【主治】①痴呆、中风、失语、癫狂、失眠、健忘、癫狂痫证、癔病等____病证；②头风、头痛、眩晕、耳鸣等头面病证；③脱肛、阴挺、胃下垂、肾下垂等_____而致的____病证。

【操作】平刺 0.5 ~ 0.8 寸；升阳举陷可用____法。

10. 神庭

【定位】在头部，前发际正中直上____寸。

【主治】①癫狂痫、失眠、惊悸等神志病证；②头痛、目眩、目赤、目翳、鼻渊、鼻衄等头面五官病证。

11. 水沟

【定位】在面部，人中沟的上____与中____交点处。

【主治】①昏迷、晕厥、中风、中暑、休克、呼吸衰竭等急危重症，为____要穴之一；②癔病、癫狂痫、急慢惊风等____病证；③鼻塞、鼻衄、面肿、口歪、齿痛、牙关紧闭等面鼻口部病证；④_____。

【操作】正坐位，头微前倾，项部放松，向下颌方向缓慢刺入 0.5～1 寸；不可向上深刺，以免刺入枕骨大孔，伤及延髓。

8. 风府

【定位】在颈后区，枕外隆凸直下，两侧斜方肌之间凹陷中。

【主治】①中风、癫狂痫、癔病等内风为患的神志病证；②头痛、眩晕、颈项强痛、咽喉肿痛、失音、目痛、鼻衄等内、外风为患的病证。

【操作】正坐位，头微前倾，项部放松，向下颌方向缓慢刺入 0.5～1 寸；不可向上深刺，以免刺入枕骨大孔，伤及延髓。

9. 百会

【定位】在头部，前发际正中直上 5 寸。

【主治】①痴呆、中风、失语、癫疾、失眠、健忘、癫狂痫证、癔病等神志病证；②头风、头痛、眩晕、耳鸣等头面病证；③脱肛、阴挺、胃下垂、肾下垂等气失固摄而致的下陷性病证。

【操作】平刺 0.5～0.8 寸；升阳举陷可用灸法。

10. 神庭

【定位】在头部，前发际正中直上 0.5 寸。

【主治】①癫狂痫、失眠、惊悸等神志病证；②头痛、目眩、目赤、目翳、鼻渊、鼻衄等头面五官病证。

11. 水沟

【定位】在面部，人中沟的上 1/3 与中 1/3 交点处。

【主治】①昏迷、晕厥、中风、中暑、休克、呼吸衰竭等急危重症，为急救要穴之一；②癔病、癫狂痫、急慢惊风等神志病证；③鼻塞、鼻衄、面肿、口歪、齿痛、牙关紧闭等面鼻口部病证；④闪挫腰痛。

【操作】向上斜刺0.3~0.5寸，____刺激，或指甲掐按。

12. 印堂

【定位】在头部，两____内侧端中间的凹陷中。

【主治】①痴呆、痫证、失眠、健忘等神志病证；②头痛，眩晕；③鼻衄，鼻渊；④_____，_____，子痫。

【操作】____局部皮肤，平刺0.3~0.5寸；或用三棱针点刺出血。

十四、任脉

常用腧穴

1. 中极：____之募穴

【定位】在下腹部，脐中下____寸，前正中线上。

【主治】①遗尿、小便不利、癃闭等____病证；②遗精、阳痿、不育等____病证；③月经不调、崩漏、阴挺、阴痒、不孕、产后恶露不尽、带下等____病证。

【操作】孕妇慎用。

2. 关元：____之募穴

【定位】在下腹部，脐中下____寸，前正中线上。

【主治】①中风脱证、虚劳冷惫、羸瘦无力等_____病证；②少腹疼痛，疝气；③腹泻、痢疾、脱肛、便血等____病证；④五淋、尿血、尿闭、尿频等____病证；⑤遗精、阳痿、早泄、白浊等____病；⑥月经不调、痛经、经闭、崩漏、带下、阴挺、恶露不尽、胞衣不下等____病证；⑦____常用穴。

【操作】多用灸法；孕妇慎用。

【操作】向上斜刺 0.3~0.5 寸，强刺激，或指甲掐按。

12. 印堂

【定位】在头部，两眉毛内侧端中间的凹陷中。

【主治】①痴呆、痫证、失眠、健忘等神志病证；②头痛，眩晕；③鼻衄，鼻渊；④小儿惊风，产后血晕，子痫。

【操作】提捏局部皮肤，平刺 0.3~0.5 寸；或用三棱针点刺出血。

十四、任脉

常用腧穴

1. 中极：膀胱之募穴

【定位】在下腹部，脐中下 4 寸，前正中线上。

【主治】①遗尿、小便不利、癃闭等泌尿系统病证；②遗精、阳痿、不育等男科病证；③月经不调、崩漏、阴挺、阴痒、不孕、产后恶露不尽、带下等妇科病证。

【操作】孕妇慎用。

2. 关元：小肠之募穴

【定位】在下腹部，脐中下 3 寸，前正中线上。

【主治】①中风脱证、虚劳冷惫、羸瘦无力等元气虚损病证；②少腹疼痛，疝气；③腹泻、痢疾、脱肛、便血等肠腑病证；④五淋、尿血、尿闭、尿频等泌尿系统病证；⑤遗精、阳痿、早泄、白浊等男科病；⑥月经不调、痛经、经闭、崩漏、带下、阴挺、恶露不尽、胞衣不下等妇科病证；⑦保健灸常用穴。

【操作】多用灸法；孕妇慎用。

3. 气海

【定位】在下腹部，脐中下____寸，前正中线上。

【主治】①虚脱、形体羸瘦、脏气衰惫、乏力等____病证；②水谷不化、绕脐疼痛、腹泻、痢疾、便秘等____病证；③小便不利、遗尿等____病证；④遗精，阳痿，疝气；⑤月经不调、痛经、经闭、崩漏、带下、阴挺、产后恶露不止、胞衣不下等____病证；⑥保健灸常用穴。

【操作】多用灸法；孕妇慎用。

4. _____

【定位】在脐区，脐中央。

【主治】①虚脱、中风脱证等_____；②腹痛、腹胀、腹泻、痢疾、便秘、脱肛等肠腑病证；③____，____；④保健灸常用穴。

【操作】一般不针，多用艾条灸或艾炷隔盐灸法。

5. 建里

【定位】在上腹部，脐中上____寸，前正中线上。

【主治】①胃痛、呕吐、食欲不振、腹胀、腹痛等____病证；②____。

6. 中脘：____之募穴；八会穴之____会

【定位】在上腹部，脐中上____寸，前正中线上。

【主治】①胃痛、腹胀、纳呆、呕吐、吞酸、呃逆、小儿疳积等____病证；②____；③癫狂，____。

7. 膻中：____之募穴；八会穴之____会

【定位】在胸部，横平第____肋间隙，前正中线上。

【主治】①咳嗽、气喘、胸闷、心痛、噎膈、呃逆等_____的病证；②产后乳少、乳痈、乳癖等____病证。

3. 气海

【定位】在下腹部，脐中下 1.5 寸，前正中线上。

【主治】①虚脱、形体羸瘦、脏气衰惫、乏力等气虚病证；②水谷不化、绕脐疼痛、腹泻、痢疾、便秘等肠腑病证；③小便不利、遗尿等泌尿系统病证；④遗精、阳痿、疝气；⑤月经不调、痛经、经闭、崩漏、带下、阴挺、产后恶露不止、胞衣不下等妇科病证；⑥保健灸常用穴。

【操作】多用灸法。孕妇慎用。

4. 神阙

【定位】在脐区，脐中央。

【主治】①虚脱、中风脱证等元阳暴脱；②腹痛、腹胀、腹泻、痢疾、便秘、脱肛等肠腑病证；③水肿，小便不利；④保健灸常用穴。

【操作】一般不针，多用艾条灸或艾炷隔盐灸法。

5. 建里

【定位】在上腹部，脐中上 3 寸，前正中线上。

【主治】①胃痛、呕吐、食欲不振、腹胀、腹痛等脾胃病证；②水肿。

6. 中脘：胃之募穴；八会穴之腑会

【定位】在上腹部，脐中上 4 寸，前正中线上。

【主治】①胃痛、腹胀、纳呆、呕吐、吞酸、呃逆、小儿疳积等脾胃病证；②黄疸；③癫狂，脏躁。

7. 膻中：心包之募穴；八会穴之气会

【定位】在胸部，横平第 4 肋间隙，前正中线上。

【主治】①咳嗽、气喘、胸闷、心痛、噎膈、呃逆等胸中气机不畅的病证；②产后乳少、乳痈、乳癖等胸乳病证。

8. 天突

【定位】在颈前区，_____中央，前正中线上。

【主治】①咳嗽、哮喘、胸痛、咽喉肿痛、暴喑等____病证；②瘿气、梅核气、噎膈等____病证。

【操作】先直刺 0.2 ~ 0.3 寸，然后将针尖向____，紧靠胸骨柄后方刺入 1 ~ 1.5 寸。必须严格掌握针刺的角度和深度，以防伤及肺和有关动静脉。

9. 廉泉

【定位】在颈前区，喉结上方，____上缘凹陷中，前正中线上。

【主治】中风失语、暴喑、吞咽困难、舌缓流涎、舌下肿痛、口舌生疮、喉痹等_____病证。

【操作】向____斜刺 0.5 ~ 0.8 寸。

10. 承浆

【定位】在面部，____的正中凹陷处。

【主治】①口歪、齿龈肿痛、流涎等口部病证；②____；③____。

十五、常用奇穴的定位、主治及操作方法

1. 四神聪

【定位】在头部，____前后左右各旁开____寸，共 4 穴。

【主治】①头痛、眩晕；②失眠、健忘、癫痫等神志病证；③____。

2. 太阳

【定位】在头部，当____与目外眦之间，向后约____横指的凹陷中。

【主治】①头痛；②目疾；③面瘫。

8. 天突

【定位】在颈前区，胸骨上窝中央，前正中线上。

【主治】①咳嗽、哮喘、胸痛、咽喉肿痛、暴喑等肺系病证；②瘿气、梅核气、噎膈等气机不畅病证。

【操作】先直刺 0.2 ~ 0.3 寸，然后将针尖向下，紧靠胸骨柄后方刺入 1 ~ 1.5 寸。必须严格掌握针刺的角度和深度，以防伤及肺和有关动静脉。

9. 廉泉

【定位】在颈前区，喉结上方，舌骨上缘凹陷中，前正中线上。

【主治】中风失语、暴喑、吞咽困难、舌缓流涎、舌下肿痛、口舌生疮、喉痹等咽喉口舌病证。

【操作】向舌根斜刺 0.5 ~ 0.8 寸。

10. 承浆

【定位】在面部，颏唇沟的正中凹陷处。

【主治】①口歪、齿龈肿痛、流涎等口部病证；②暴喑；③癫狂。

十五、常用奇穴的定位、主治及操作方法

1. 四神聪

【定位】在头部，百会前后左右各旁开 1 寸，共 4 穴。

【主治】①头痛、眩晕；②失眠、健忘、癫痫等神志病证；③目疾。

2. 太阳

【定位】在头部，当眉梢与目外眦之间，向后约一横指的凹陷中。

【主治】①头痛；②目疾；③面瘫。

3. 球后

【定位】在面部，眶下缘外____与内____交界处。

【主治】目疾。

【操作】轻压眼球向上，向眶下缘缓慢直刺 0.5 ~ 1.5 寸，不提插。

4. 金津、玉液

【定位】在口腔内，舌下系带的____上。左侧为金津，右侧为玉液。

【主治】①____，舌肿，口疮，喉痹，失语；②消渴，呕吐，腹泻。

【操作】点刺出血。

5. 牵正

【定位】在面部，____前 0.5 ~ 1 寸的____处。

【主治】____，口疮。

6. 安眠

【定位】在项部，在____穴与____穴连线之中点处。

【主治】①____，头痛，眩晕；②心悸；③癫狂。

7. 定喘

【定位】在脊柱区，横平第____颈椎棘突下，后正中线旁开____寸。

【主治】①____，咳嗽；②肩背痛，落枕。

8. 夹脊

【定位】在脊柱区，第____椎至第____椎棘突下两侧，后正中线旁开____寸，一侧 17 个穴。

【主治】适应范围较广，其中上胸部的穴位治疗心肺、上肢疾病，下胸部的穴位治疗胃肠疾病，腰部的穴位治疗腰腹及下肢疾病。

3. 球后

【定位】在面部,眶下缘外 1/4 与内 3/4 交界处。

【主治】目疾。

【操作】轻压眼球向上,向眶下缘缓慢直刺 0.5 ~ 1.5 寸,不提插。

4. 金津、玉液

【定位】在口腔内,舌下系带的静脉上。左侧为金津,右侧为玉液。

【主治】①舌强,舌肿,口疮,喉痹,失语;②消渴,呕吐,腹泻。

【操作】点刺出血。

5. 牵正

【定位】在面部,耳垂前 0.5 ~ 1 寸的压痛处。

【主治】口歪,口疮。

6. 安眠

【定位】在项部,在翳风穴与风池穴连线之中点处。

【主治】①失眠,头痛,眩晕;②心悸;③癫狂。

7. 定喘

【定位】在脊柱区,横平第 7 颈椎棘突下,后正中线旁开 0.5 寸。

【主治】①哮喘,咳嗽;②肩背痛,落枕。

8. 夹脊

【定位】在脊柱区,第 1 胸椎至第 5 腰椎棘突下两侧,后正中线旁开 0.5 寸,一侧 17 个穴。

【主治】适应范围较广,其中上胸部的穴位治疗心肺、上肢疾病,下胸部的穴位治疗胃肠疾病,腰部的穴位治疗腰腹及下肢疾病。

9. 胃脘下俞

【定位】在脊柱区，横平第____胸椎棘突下，后正中线旁开____寸。

【主治】①胃痛，腹痛，胸胁痛；②____。

10. 腰眼

【定位】在腰区，横平第____腰椎棘突下，后正中线旁开约____寸凹陷中。

【主治】①腰痛；②月经不调，带下；③____。

11. 子宫

【定位】在下腹部，脐中下____寸，前正中线旁开____寸。

【主治】阴挺、月经不调、痛经、崩漏、不孕等____病证。

12. 二白

【定位】在前臂前区，腕掌侧远端横纹上____寸，____侧腕屈肌腱的两侧，一肢____穴。

【主治】①____，脱肛；②前臂痛，胸胁痛。

13. 腰痛点

【定位】在____，第__、__掌骨及第__、__掌骨之间，腕背侧横纹远端与掌指关节中点处，一手____穴。

【主治】____。

14. 外劳宫

【定位】在手背，第__、__掌骨间，掌指关节后____寸（指寸）凹陷中。

【主治】①____；②手臂肿痛；③脐风。

15. 八邪

【定位】在手背，第____指间，趾蹼缘后方赤白肉际处，左右共8穴。

9. 胃脘下俞

【定位】在脊柱区，横平第8胸椎棘突下，后正中线旁开1.5寸。

【主治】①胃痛，腹痛，胸胁痛；②消渴。

10. 腰眼

【定位】在腰区，横平第4腰椎棘突下，后正中线旁开约3.5寸凹陷中。

【主治】①腰痛；②月经不调，带下；③虚劳。

11. 子宫

【定位】在下腹部，脐中下4寸，前正中线旁开3寸。

【主治】阴挺、月经不调、痛经、崩漏、不孕等妇科病证。

12. 二白

【定位】在前臂前区，腕掌侧远端横纹上4寸，桡侧腕屈肌腱的两侧，一肢2穴。

【主治】①痔疾，脱肛；②前臂痛，胸胁痛。

13. 腰痛点

【定位】在手背，第2、3掌骨及第4、5掌骨之间，腕背侧横纹远端与掌指关节中点处，一手2穴。

【主治】急性腰扭伤。

14. 外劳宫

【定位】在手背，第2、3掌骨间，掌指关节后0.5寸（指寸）凹陷中。

【主治】①落枕；②手臂肿痛；③脐风。

15. 八邪

【定位】在手背，第1~5指间，趾蹼缘后方赤白肉际处，左右共8穴。

【主治】①手背肿痛，手指麻木；②烦热；③目痛；
④_____。

16. 四缝

【定位】在手指，第____指掌面的近侧指间关节横纹的中央，一手共4穴。

【主治】①_____；②百日咳。

【操作】点刺出血或挤出少许黄色透明黏液。

17. 十宣

【定位】在手指，十指____，距指甲游离缘0.1寸（指寸），左右共10穴。

【主治】①____；②____；③____，咽喉肿痛；④手指麻木。

18. 膝眼

【定位】在膝部，____两侧凹陷处。在内侧的称内膝眼，在外侧的称外膝眼。

【主治】①膝痛，腿痛；②____。

19. 胆囊

【定位】在小腿外侧，_____直下2寸。

【主治】①急慢性胆囊炎、胆石症、胆道蛔虫症等____病证；②下肢痿痹。

20. 阑尾

【定位】在小腿外侧，髌韧带外侧凹陷下____寸，胫骨前嵴外一横指（中指）。

【主治】①_____；②消化不良；③下肢痿痹。

【主治】①手背肿痛，手指麻木；②烦热；③目痛；
④毒蛇咬伤。

16. 四缝

【定位】在手指，第 2～5 指掌面的近侧指间关节横
纹的中央，一手共 4 穴。

【主治】①小儿疳积；②百日咳。

【操作】点刺出血或挤出少许黄色透明黏液。

17. 十宣

【定位】在手指，十指尖端，距指甲游离缘 0.1 寸
（指寸），左右共 10 穴。

【主治】①昏迷；②癫痫；③高热，咽喉肿痛；④手
指麻木。

18. 膝眼

【定位】在膝部，髌韧带两侧凹陷处。在内侧的称内
膝眼，在外侧的称外膝眼。

【主治】①膝痛，腿痛；②脚气。

19. 胆囊

【定位】在小腿外侧，腓骨小头直下 2 寸。

【主治】①急慢性胆囊炎、胆石症、胆道蛔虫症等胆
腑病证；②下肢痿痹。

20. 阑尾

【定位】在小腿外侧，髌韧带外侧凹陷下 5 寸，胫骨
前嵴外一横指（中指）。

【主治】①急慢性阑尾炎；②消化不良；③下肢
痿痹。

第三章　刺灸法

第一节　毫针刺法

一、针刺前的准备

体位的选择：

1. ＿＿＿位

适宜于头、面、胸、腹部腧穴和上下肢部分腧穴。

2. ＿＿＿位

适宜取身体侧面少阳经腧穴和上、下肢部分腧穴。

3. ＿＿＿位

适宜于头、项、脊背、腰骶部腧穴和下肢背侧及上肢部分腧穴。

4. ＿＿＿位

适宜于取前头、颜面和颈前等部位的腧穴。

5. ＿＿＿位

适宜于取后头和项背的腧穴。

6. ＿＿＿位

适宜于取头部的一侧、面颊及耳前后部位的腧穴。

二、进针法

＿＿＿进针法：多用于较短的毫针。适宜于双穴同时进针。

双手进针法：

（1）指切进针法：此法适宜于＿＿＿的进针。

（2）夹持进针法：适宜于＿＿＿的进针。

（3）舒张进针法：适宜于＿＿＿＿部位的腧穴。

第三章　刺灸法

第一节　毫针刺法

一、针刺前的准备

体位的选择：
1. 仰卧位
适宜于头、面、胸、腹部腧穴和上下肢部分腧穴。
2. 侧卧位
适宜取身体侧面少阳经腧穴和上、下肢部分腧穴。
3. 俯卧位
适宜于头、项、脊背、腰骶部腧穴和下肢背侧及上肢部分腧穴。
4. 仰靠坐位
适宜于取前头、颜面和颈前等部位的腧穴。
5. 俯伏坐位
适宜于取后头和项背的腧穴。
6. 侧伏坐位
适宜于取头部的一侧、面颊及耳前后部位的腧穴。

二、进针法

单手进针法：多用于较短的毫针。适宜于双穴同时进针。
双手进针法：
（1）指切进针法：此法适宜于短针的进针。
（2）夹持进针法：适宜于长针的进针。
（3）舒张进针法：适宜于皮肤松弛部位的腧穴。

（4）提捏进针法：适宜于_____部位的腧穴。

____进针法：多用于儿童和惧针者。

三、针刺的角度、深度

1. 针刺的角度

（1）____（呈90°）：适宜于大部分腧穴。

（2）斜刺（呈____）：适宜于肌肉浅薄处或内有重要脏器，或不宜直刺、深刺的腧穴。

（3）平刺（呈≤____）：又称横刺、沿皮刺。适宜于皮薄肉少部位的腧穴。

2. 针刺的深度

与年龄、体质、病情、部位相关。

四、行针的基本手法及辅助手法

1. 基本手法：____法、____法。

2. 辅助手法：循法、____法、刮法、____法、____法、____法。

五、得气的表现及临床意义

1. 得气的表现

（1）患者对针刺的感觉、反应：主要有针刺部位有____、____、热、凉、痒、痛、抽搐、蚁行等感觉；沿着一定____和____传导或扩散的现象；循经性肌肤瞤动、震颤等反应；针刺腧穴部位的循经性皮疹带或红、白线状现象。

（2）医者刺手指下的感觉：针下____、____，或针体颤动等反应。

（4）提捏进针法：适宜于皮肉浅薄部位的腧穴。

针管进针法：多用于儿童和惧针者。

三、针刺的角度、深度

1. 针刺的角度

（1）直刺（呈90°）：适宜于人部分腧穴。

（2）斜刺（呈45°）：适宜于肌肉浅薄处或内有重要脏器，或不宜直刺、深刺的腧穴。

（3）平刺（呈≤15°）：又称横刺、沿皮刺。适宜于皮薄肉少部位的腧穴。

2. 针刺的深度

与年龄、体质、病情、部位相关。

四、行针的基本手法及辅助手法

1. 基本手法：提插法、捻转法。

2. 辅助手法：循法、弹法、刮法、摇法、飞法、震颤法。

五、得气的表现及临床意义

1. 得气的表现

（1）患者对针刺的感觉、反应：主要有针刺部位有酸胀、麻重、热、凉、痒、痛、抽搐、蚁行等感觉；沿着一定方向和部位传导或扩散的现象；循经性肌肤瞤动、震颤等反应；针刺腧穴部位的循经性皮疹带或红、白线状现象。

（2）医者刺手指下的感觉：针下沉紧、涩滞，或针体颤动等反应。

2. 得气的临床意义

气速效速，气迟效迟。

六、常用单式补泻手法

1. 捻转补泻

针下得气后，捻转角度___，用力___，频率___，操作时间___，结合拇指向___、食指向___者为补；反之为泻法。

2. 提插补泻

针下得气后，先___后___，重___轻___，提插幅度___，频率___，操作时间___，以___用力为主者为补法；反之为泻法。

3. ___补泻

进针时徐徐刺入，少捻转，疾速出阵者为补法；反之为泻法。

4. ___补泻

进针时针尖随着静脉循行去的方向刺入为补法；反之为泻法。

5. ___补泻

病人呼气时进针，吸气时出针为补法；反之为泻法。

6. ___补泻

出针后迅速按针孔为补法；反之为泻法。

7. 平补平泻

进针得气后___地提插、捻转。

七、针刺异常情况的表现、处理及预防

1. ___

表现：患者突然出现精神疲倦，头晕目眩，面色苍白，四肢发冷等现象，重者神志不清，仆倒在地，脉细微欲绝，甚至晕厥。

2. 得气的临床意义

气速效速，气迟效迟。

六、常用单式补泻手法

1. 捻转补泻

针下得气后，捻转角度小，用力轻，频率慢，操作时间短，结合拇指向前、食指向后者为补；反之为泻法。

2. 提插补泻

针下得气后，先浅后深，重插轻提，提插幅度小，频率慢，操作时间短，以下插用力为主者为补法；反之为泻法。

3. 疾徐补泻

进针时徐徐刺入，少捻转，疾速出阵者为补法；反之为泻法。

4. 迎随补泻

进针时针尖随着静脉循行去的方向刺入为补法；反之为泻法。

5. 呼吸补泻

病人呼气时进针，吸气时出针为补法；反之为泻法。

6. 开阖补泻

出针后迅速按针孔为补法；反之为泻法。

7. 平补平泻

进针得气后均匀地提插、捻转。

七、针刺异常情况的表现、处理及预防

1. 晕针

表现：患者突然出现精神疲倦，头晕目眩，面色苍白，四肢发冷等现象，重者神志不清，仆倒在地，脉细微欲绝，甚至晕厥。

处理：停针，出针；使患者放松，注意保暖，休息，补充能量；重者可行____；其他急救措施。

预防：消除患者顾虑；选择舒适体位；适当补充能量；选穴宜____，手法宜____；医者要精神专一。

2. ____

表现：针在体内难以捻转，提插、出针均感困难，若勉强行针时，则患者痛不可忍。

处理：稍延长留针时间；滞针腧穴附近进行循按或叩弹针柄；在附近再刺一针；若单向捻针所致，可向____方向捻回。

预防：消除患者顾虑，选择适宜体位，确定合理的留针时间；行针时避免____捻转。

3. 血肿

表现：出针后，针刺部位肿胀疼痛，继则皮肤呈青紫色。

处理：轻者，可自行消退；严重者先____后____。

预防：检查针具；避开血管；出针用干棉球按压针孔，勿揉。

4. 气胸

表现：轻者出现胸闷、心慌、呼吸不畅，重者可见呼吸困难、唇甲发绀、出汗、血压下降等。

处理：轻者，可自行吸收；密切观察，随时对症处理；严重者及时组织抢救。

预防：选择合适____；医者精神必须高度集中，严格掌握进针的____、____，避免伤及肺脏。

5. 刺伤其他内脏

表现：疼痛和出血。

处理：停针，出针；使患者放松，注意保暖，休息，补充能量；重者可行艾灸；其他急救措施。

预防：消除患者顾虑；选择舒适体位；适当补充能量；选穴宜少，手法宜轻；医者要精神专一。

2. 滞针

表现：针在体内难以捻转，提插、出针均感困难，若勉强行针时，则患者痛不可忍。

处理：稍延长留针时间；滞针腧穴附近进行循按或叩弹针柄；在附近再刺一针；若单向捻针所致，可向反方向捻回。

预防：消除患者顾虑，选择适宜体位，确定合理的留针时间；行针时避免单向捻转。

3. 血肿

表现：出针后，针刺部位肿胀疼痛，继则皮肤呈青紫色。

处理：轻者，可自行消退；严重先冷敷后热敷。

预防：检查针具；避开血管；出针用干棉球按压针孔，勿揉。

4. 气胸

表现：轻者出现胸闷、心慌、呼吸不畅，重者可见呼吸困难、唇甲发绀、出汗、血压下降等。

处理：轻者，可自行吸收；密切观察，随时对症处理；严重者及时组织抢救。

预防：选择合适体位；医者精神必须高度集中，严格掌握进针的角度、深度，避免伤及肺脏。

5. 刺伤其他内脏

表现：疼痛和出血。

处理：轻者，可自愈；重者，应用止血药等对症治疗。密切观察病情及＿＿＿变化。失血性休克时须急救或外科手术治疗。

预防：熟悉人体解剖部位。针刺＿＿＿、＿＿＿部的腧穴时，掌握好针刺方向、角度、深度，行针幅度不宜过大。

八、针刺的注意事项

1. 患者过于饥饿、疲劳、精神过度紧张时，不宜立即进行针刺；身体虚弱的，针刺时手法不宜过强，并尽量选用卧位

2. 孕妇＿＿＿个月以内不宜针刺小腹部的腧穴；3个月以上，＿＿＿部、＿＿＿部腧穴不宜针刺；＿＿＿、＿＿＿、＿＿＿、＿＿＿等一些通经活血的腧穴，在孕期亦应不予针刺。

3. 小儿囟门未合时，＿＿＿部的腧穴不宜针刺。

4. 自发性出血或损伤后出血不止者，不宜针刺。

5. 皮肤有感染、溃疡、瘢痕或肿瘤的部位，不宜针刺。

6. 对胸、胁、腰、背脏腑所居之处的腧穴，不宜＿＿＿、＿＿＿，肝脾肿大、肺气肿患者更应注意。

7. 针刺眼区穴和项部的风府、哑门等穴以及脊椎部的腧穴，要注意角度、深度、手法。

8. 尿潴留患者，在针刺＿＿＿部的腧穴时，也应注意。

处理：轻者，可自愈；重者，应用止血药等对症治疗。密切观察病情及血压变化。失血性休克时须急救或外科手术治疗。

预防：熟悉人体解剖部位。针刺胸腹、腰背部的腧穴时，掌握好针刺方向、角度、深度，行针幅度不宜过大。

八、针刺的注意事项

1. 患者过于饥饿、疲劳、精神过度紧张时，不宜立即进行针刺；身体虚弱的，针刺时手法不宜过强，并尽量选用卧位

2. 孕妇3个月以内不宜针刺小腹部的腧穴；3个月以上，腹部、腰骶部腧穴不宜针刺；三阴交、合谷、昆仑、至阴等一些通经活血的腧穴，在孕期亦应予针刺。

3. 小儿囟门未合时，头顶部的腧穴不宜针刺。

4. 自发性出血或损伤后出血不止者，不宜针刺。

5. 皮肤有感染、溃疡、瘢痕或肿瘤的部位，不宜针刺。

6. 对胸、胁、腰、背脏腑所居之处的腧穴，不宜直刺、深刺，肝脾肿大、肺气肿患者更应注意。

7. 针刺眼区穴和项部的风府、哑门等穴以及脊椎部的腧穴，要注意角度、深度、手法。

8. 尿潴留患者，在针刺小腹部的腧穴时，也应注意。

第二节　灸　法

一、灸法的种类

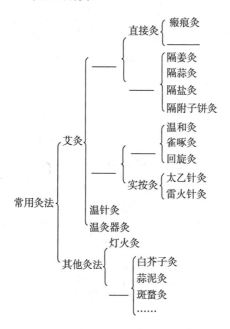

第二节 灸 法

一、灸法的种类

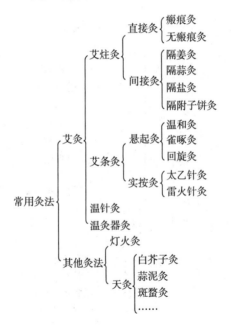

常用灸法
- 艾灸
  - 艾炷灸
    - 直接灸
      - 瘢痕灸
      - 无瘢痕灸
    - 间接灸
      - 隔姜灸
      - 隔蒜灸
      - 隔盐灸
      - 隔附子饼灸
  - 艾条灸
    - 悬起灸
      - 温和灸
      - 雀啄灸
      - 回旋灸
    - 实按灸
      - 太乙针灸
      - 雷火针灸
  - 温针灸
  - 温灸器灸
- 其他灸法
  - 灯火灸
  - 天灸
    - 白芥子灸
    - 蒜泥灸
    - 斑蝥灸
    - ……

二、灸法的作用

温经散寒；扶阳固脱；消瘀散结；防病保健。

三、常用灸法的操作方法、适应范围

1. 瘢痕灸

操作方法：施灸时先将所灸腧穴部位涂以少量的大蒜汁，然后将大小适宜的艾炷置于腧穴上，用火点燃艾炷施灸。每壮艾炷必须____，除去灰烬后，继续易炷再灸，待规定壮数灸完为止。患者感到剧痛，皮肤灼伤，灸后化脓留瘢。

适应范围：常用于治疗_____
_____。

2. 无瘢痕灸

操作方法：施灸时先将所灸腧穴部位涂以少量的凡士林，然后将大小适宜的艾炷置于腧穴上，用火点燃艾炷施灸。当艾炷燃剩____左右而患者感到微有灼痛时，易炷再灸，待规定壮数灸完为止。一般灸至局部皮肤出现红晕而不起疱为度。

适应范围：常用于_____。

3. 隔姜灸

适应范围：有温胃止呕、散寒止痛的作用，常用于_____等。

4. 隔蒜灸

适应范围：有清热解毒、杀虫等作用，多用于治疗_____等。

二、灸法的作用

温经散寒；扶阳固脱；消瘀散结；防病保健。

三、常用灸法的操作方法、适应范围

1. 瘢痕灸

操作方法：施灸时先将所灸腧穴部位涂以少量的大蒜汁，然后将大小适宜的艾炷置于腧穴上，用火点燃艾炷施灸。每壮艾炷必须燃尽，除去灰烬后，继续易炷再灸，待规定壮数灸完为止。患者感到剧痛，皮肤灼伤，灸后化脓留瘢。

适应范围：常用于治疗哮喘、风湿顽痹、瘰疬等慢性顽疾。

2. 无瘢痕灸

操作方法：施灸时先将所灸腧穴部位涂以少量的凡士林，然后将大小适宜的艾炷置于腧穴上，用火点燃艾炷施灸。当艾炷燃剩1/3左右而患者感到微有灼痛时，易炷再灸，待规定壮数灸完为止。一般灸至局部皮肤出现红晕而不起疱为度。

适应范围：常用于虚寒性疾患。

3. 隔姜灸

适应范围：有温胃止呕、散寒止痛的作用，常用于因寒而致的呕吐、腹痛以及风寒痹痛等。

4. 隔蒜灸

适应范围：有清热解毒、杀虫等作用，多用于治疗瘰疬、肺结核及肿疡初起等。

5. 隔盐灸

适应范围：有回阳、救逆、固脱之功，多用于治疗_____等。

6. 隔附子饼灸

适应范围：有温补肾阳等作用，多用于治疗_____等。

7. 温和灸

适应范围：多用于治疗_____。

8. 雀啄灸

操作方法：艾条点燃的一端与施灸部位的距离____固定，像鸟雀啄食一样上下活动。

适应范围：多用于治疗_____。

9. 回旋灸

操作方法：艾条点燃的一端与施灸部位的距离____，但____不固定，左右移动或反复旋转。

适应范围：多用于治疗_____。

10. 温针灸

适应范围：适用于既需要留针而又适宜用艾灸的病证。

11. 温灸器灸

操作方法：将艾绒或艾条装入温灸器，点燃后置于应灸部位进行熨灸，至所灸部位的皮肤红晕为度。

适应范围：有调和气血、温中散寒的作用，一般都可应用，对_____及畏灸者尤为适宜。

灸法的注意事项：

（1）面部腧穴、大血管及关节活动部位，均不宜采用_____。

5. 隔盐灸

适应范围：有回阳、救逆、固脱之功，多用于治疗伤寒阴证或吐泻并作、中风脱证等。

6. 隔附子饼灸

适应范围：有温补肾阳等作用，多用于治疗命门火衰而致的阳痿、早泄、宫寒不孕或疮疡久溃不敛等。

7. 温和灸

适应范围：多用于治疗慢性病。

8. 雀啄灸

操作方法：艾条点燃的一端与施灸部位的距离不固定，像鸟雀啄食一样上下活动。

适应范围：多用于治疗急性病。

9. 回旋灸

操作方法：艾条点燃的一端与施灸部位的距离固定，但艾条不固定，左右移动或反复旋转。

适应范围：多用于治疗急性病。

10. 温针灸

适应范围：适用于既需要留针而又适宜用艾灸的病证。

11. 温灸器灸

操作方法：将艾绒或艾条装入温灸器，点燃后置于应灸部位进行熨灸，至所灸部位的皮肤红晕为度。

适应范围：有调和气血、温中散寒的作用，一般都可应用，对小儿、妇女及畏灸者尤为适宜。

灸法的注意事项：

（1）面部腧穴、大血管及关节活动部位，均不宜采用瘢痕灸。

（2）孕妇的____和_____不宜施灸；阴虚火旺者灸量宜小。

（3）施灸时应防止艾火烧伤皮肤。用过的艾条，应装入专用器具中，以防复燃。

（4）施灸部位如在灸后因灼伤而出现水疱，其直径在1cm以内者，一般不需处理，待其自行吸收；如水疱较大，可用一次性针灸针刺破水疱，放出水液，再涂药膏。如用化脓灸者，在灸疮化脓期间，要保持局部清洁，并用敷料保护灸疮，以防感染；若灸疮脓液呈黄绿色或有渗血现象，可涂药膏。

第三节　拔罐法

常用拔罐法的适应范围：

1. ____法

适应范围：多用于局部皮肤麻木、疼痛或功能减退等疾患，尤其适用于不宜留罐的部位及儿童患者。

2. ____法

适应范围：单罐、多罐均可。一般疾病均可用。

3. ____法

适应范围：适宜于面积较大、肌肉丰厚部位。

4. 刺络拔罐法

适应范围：多用于治疗各种急慢性软组织损伤、神经性皮炎、痤疮、皮肤瘙痒、丹毒、坐骨神经痛等。

（2）孕妇的腹部和腰骶部不宜施灸；阴虚火旺者灸量宜小。

（3）施灸时应防止艾火烧伤皮肤。用过的艾条，应装入专用器具中，以防复燃。

（4）施灸部位如在灸后因灼伤而出现水疱，其直径在1cm以内者，一般不需处理，待其自行吸收；如水疱较大，可用一次性针灸针刺破水疱，放出水液，再涂药膏。如用化脓灸者，在灸疮化脓期间，要保持局部清洁，并用敷料保护灸疮，以防感染；若灸疮脓液呈黄绿色或有渗血现象，可涂药膏。

第三节　拔罐法

常用拔罐法的适应范围：

1. 闪罐法

适应范围：多用于局部皮肤麻木、疼痛或功能减退等疾患，尤其适用于不宜留罐的部位及儿童患者。

2. 留罐法

适应范围：单罐、多罐均可。一般疾病均可用。

3. 走罐法

适应范围：适宜于面积较大、肌肉丰厚部位。

4. 刺络拔罐法

适应范围：多用于治疗各种急慢性软组织损伤、神经性皮炎、痤疮、皮肤瘙痒、丹毒、坐骨神经痛等。

第四节　特殊针具刺法

一、三棱针法的适应范围及注意事项

1. 点刺法

适应范围：多用于指、趾末端的____、____，以及头面、耳部的____、____、耳尖等穴。

2. 散刺法

适应范围：多用于治疗局部瘀血、血肿或____等。

3. 刺络法

适应范围：多用于____、____等穴，治疗急性吐泻、中暑、发热等。

4. ____法

适应范围：常用于治疗肩周炎、颈椎病、胃脘痛、失眠、支气管哮喘、血管神经性头痛等。

二、皮肤针法的操作方法、叩刺部位、适应范围及注意事项

1. 施术方法

叩刺、滚刺。

2. 叩刺部位

____叩刺、____叩刺、____叩刺。

3. 适用范围

适用范围广，如近视、视神经萎缩、急性扁桃体炎、感冒、咳嗽、慢性胃肠疾病、便秘、腰痛、头痛、失眠、肌肉麻木、痛经、牛皮癣、斑秃等。近年来用于治疗高血压病、冠心病、中风后遗症等，也取得了良好的效果。

4. 注意事项

（1）检查针具。

第四节 特殊针具刺法

一、三棱针法的适应范围及注意事项

1. 点刺法

适应范围：多用于指、趾末端的十宣、十二井穴，以及头面、耳部的攒竹、太阳、耳尖等穴。

2. 散刺法

适应范围：多用于治疗局部瘀血、血肿或顽癣等。

3. 刺络法

适应范围：多用于曲泽、委中等穴，治疗急性吐泻、中暑、发热等。

4. 挑刺法

适应范围：常用于治疗肩周炎、颈椎病、胃脘痛、失眠、支气管哮喘、血管神经性头痛等。

二、皮肤针法的操作方法、叩刺部位、适应范围及注意事项

1. 施术方法

叩刺、滚刺。

2. 叩刺部位

循经叩刺、局部叩刺、穴位叩刺。

3. 适用范围

适用范围广，如近视、视神经萎缩、急性扁桃体炎、感冒、咳嗽、慢性胃肠疾病、便秘、腰痛、头痛、失眠、肌肉麻木、痛经、牛皮癣、斑秃等。近年来用于治疗高血压病、冠心病、中风后遗症等，也取得了良好的效果。

4. 注意事项

（1）检查针具。

（2）叩刺时动作要轻盈，用力要均匀，避免____或____。

（3）医者勿直接接触所出血液。治疗中如出血较多，患者应适当休息后离开。

（4）凝血功能障碍、急性传染病和急腹症患者，禁止使用本法。

第五节　电针法

适应范围：

1. 连续波

____波：抑制感觉神经和运动神经，常用于止痛、镇静、缓解肌肉和血管痉挛等。

____波：兴奋肌肉，提高肌肉韧带的张力，调节血管的舒缩功能，改善血液循环，促进神经肌肉功能的恢复，长时间使用则抑制感觉神经和运动神经，常用于治疗瘫痪和各种肌肉、关节、韧带、肌腱损伤及慢性疼痛等。

2. ____波

具有增强代谢，促进血液和淋巴循环，改善组织营养，消除炎性水肿的作用，常用于出血、软组织损伤、关节周围炎、腰背筋膜劳损、坐骨神经痛、面瘫、肌无力、针刺麻醉、局部冻伤等。

3. ____波

兴奋神经肌肉，对横纹肌有良好的刺激收缩作用，常用于治疗痿证、瘫痪等。

（2）叩刺时动作要轻盈，用力要均匀，避免斜刺或挑刺。

（3）医者勿直接接触所出血液。治疗中如出血较多，患者应适当休息后离开。

（4）凝血功能障碍、急性传染病和急腹症患者，禁止使用本法。

第五节　电针法

适应范围：

1. 连续波

密波：抑制感觉神经和运动神经，常用于止痛、镇静、缓解肌肉和血管痉挛等。

疏波：兴奋肌肉，提高肌肉韧带的张力，调节血管的舒缩功能，改善血液循环，促进神经肌肉功能的恢复，长时间使用则抑制感觉神经和运动神经，常用于治疗瘫痪和各种肌肉、关节、韧带、肌腱损伤及慢性疼痛等。

2. 疏密波

具有增强代谢，促进血液和淋巴循环，改善组织营养，消除炎性水肿的作用，常用于出血、软组织损伤、关节周围炎、腰背筋膜劳损、坐骨神经痛、面瘫、肌无力、针刺麻醉、局部冻伤等。

3. 断续波

兴奋神经肌肉，对横纹肌有良好的刺激收缩作用，常用于治疗痿证、瘫痪等。

第四章 治疗总论

第一节 针灸的治疗作用

1. 疏通经络
2. 调和阴阳
3. 扶正祛邪

第二节 针灸治疗原则

1. 补虚泻实
（1）实则____之
（2）虚则____之
（3）陷下则____之：气虚下陷的治疗以____为主。
（4）____则除之：就是对络脉瘀阻之类的病证，宜采用三棱针____出血，达到活血化瘀的目的
（5）不盛不虚以____取之：治疗应按本经循经取穴，且针刺多采用_____的手法。

2. 清热温寒
（1）热则____之：即热性病证的治疗原则是____刺____出或点刺出血，手法宜____且____，可以不留针或针用泻法，以清热解毒。
（2）寒则____之：即寒性病证的治疗原则是深刺而久留针，以达到温经散寒的目的。

3. 治病求本
（1）急则治____

第四章 治疗总论

第一节 针灸的治疗作用

1. 疏通经络
2. 调和阴阳
3. 扶正祛邪

第二节 针灸治疗原则

1. 补虚泻实
（1）实则泻之
（2）虚则补之
（3）陷下则灸之：气虚下陷的治疗以灸治为主。
（4）菀陈则除之：就是对络脉瘀阻之类的病证，宜采用三棱针点刺出血，达到活血化瘀的目的
（5）不盛不虚以经取之：治疗应按本经循经取穴，且针刺多采用平补平泻的手法。
2. 清热温寒
（1）热则疾之：即热性病证的治疗原则是浅刺疾出或点刺出血，手法宜轻且快，可以不留针或针用泻法，以清热解毒。
（2）寒则留之：即寒性病证的治疗原则是深刺而久留针，以达到温经散寒的目的。
3. 治病求本
（1）急则治标

（2）缓则治____
（3）标本同治
4. 三因制宜
（1）因____制宜
（2）因____制宜
（3）因____制宜

第三节 针灸临床诊治特点

1. 激发正气，自身调节
2. 起效快捷，适应证广
3. 无毒性，作用安全

第四节 处方选穴原则

1. 近部选穴

是腧穴____治疗作用的体现。如面瘫局部选颊车、地仓、颧髎，近部选风池。

2. 远部选穴

是"经络所过，_____"的体现。如胃痛选_____；上牙痛选内庭；下牙痛选合谷等。

3. ____选穴

是根据疾病的证候特点，分析病因病机而辨证选取穴位的方法。如肾阴不足导致的虚热选肾俞、____。

4. ____选穴

是腧穴特殊治疗作用及临床经验在针灸处方中的运用。如哮喘选_____穴、虫证选百虫窝、腰痛选腰痛点、落枕选_____、崩漏选断红穴。

（2）缓则治本
（3）标本同治
4. 三因制宜
（1）因时制宜
（2）因地制宜
（3）因人制宜

第三节　针灸临床诊治特点

1. 激发正气，自身调节
2. 起效快捷，适应证广
3. 无毒性，作用安全

第四节　处方选穴原则

1. 近部选穴
是腧穴局部治疗作用的体现。如面瘫局部选颊车、地仓、颧髎，近部选风池。

2. 远部选穴
是"经络所过，主治所及"的体现。如胃痛选足三里；上牙痛选内庭；下牙痛选合谷等。

3. 辨证选穴
是根据疾病的证候特点，分析病因病机而辨证选取穴位的方法。如肾阴不足导致的虚热选肾俞、太溪。

4. 对症选穴
是腧穴特殊治疗作用及临床经验在针灸处方中的运用。如哮喘选定喘穴、虫证选百虫窝、腰痛选腰痛点、落枕选外劳宫、崩漏选断红穴。

第五节 常用配穴方法

一、按部配穴法

1. 上下配穴法

以____为分的上下配穴法。如胃脘痛可上取内关，下取足三里。_____的配对应用也属本配穴法。

2. 前后配穴法

主要指胸腹部和背腰部的腧穴配合应用，____配穴法即属于此法。

3. ____配穴法

指将人体左侧和右侧的腧穴配合应用的方法。如左侧面瘫可选同侧的太阳、颊车、地仓和对侧的合谷。

二、按经配穴法

1. ____配穴法

当某一脏腑、经脉发生病变时，即选该脏腑、经脉的腧穴配成处方。如同一经的近取、远取穴。

2. _____配穴法

当某一脏腑经脉发生疾病时，取该经和其相表里的经脉腧穴配合成方。如风热袭肺导致的感冒咳嗽，可选肺经的尺泽和大肠经的曲池、合谷；_____法。

3. 同名经配穴法

将____同名经的腧穴相互配合的方法。如阳明头痛取手阳明合谷配足阳明的内庭；落枕取手太阳的后溪配足太阳的昆仑。

第五节 常用配穴方法

一、按部配穴法

1. 上下配穴法

以腰部为分的上下配穴法。如胃脘痛可上取内关，下取足三里。八脉交会穴的配对应用也属本配穴法。

2. 前后配穴法

主要指胸腹部和背腰部的腧穴配合应用，俞募配穴法即属此法。

3. 左右配穴法

指将人体左侧和右侧的腧穴配合应用的方法。如左侧面瘫可选同侧的太阳、颊车、地仓和对侧的合谷。

二、按经配穴法

1. 本经配穴法

当某一脏腑、经脉发生病变时，即选该脏腑、经脉的腧穴配成处方。如同一经的近取、远取穴。

2. 表里经配穴法

当某一脏腑经脉发生疾病时，取该经和其相表里的经脉腧穴配合成方。如风热袭肺导致的感冒咳嗽，可选肺经的尺泽和大肠经的曲池、合谷；原络配穴法。

3. 同名经配穴法

将手足同名经的腧穴相互配合的方法。如阳明头痛取手阳明合谷配足阳明的内庭；落枕取手太阳的后溪配足太阳的昆仑。

第六节 特定穴的应用

1. 五输穴

十二经脉分布在＿＿关节以下的 5 个特定腧穴，即
"井、荥、输、经、合"穴，称五输穴，简称"五输"。
"所出为＿＿，所＿＿为荥，所注为＿＿，所＿＿为经，
所入为＿＿"。

五输穴歌诀

> 少商鱼际与太渊，经渠尺泽肺相连，
> 商阳二三间合谷，阳溪曲池大肠牵。
> 隐白大都太白脾，商丘阴陵泉要知，
> 历兑内庭陷谷胃，冲阳解溪三里随。
> 少冲少府属于心，神门灵道少海寻，
> 少泽前谷后溪腕，阳谷小海小肠经。
> 涌泉然谷与太溪，复溜阴谷肾所宜，
> 至阴通谷束京骨，昆仑委中膀胱知。
> 中冲劳宫心包络，大陵间使传曲泽，
> 关冲液门中渚焦，阳池支沟天井索。
> 大敦行间太冲看，中封曲泉属于肝，
> 窍阴侠溪临泣胆，丘墟阳辅阳陵泉。

五输穴的临床应用

（1）按五输穴主病特点选用，井穴多用于＿＿，如
点刺十二井穴可抢救昏迷；荥穴主要用于＿＿，如胃火
牙痛选胃经的荥穴内庭可以清泻胃火。

"井主＿＿，＿＿主身热，输主＿＿＿＿，＿＿主喘
咳寒热，合主＿＿＿＿"。

第六节　特定穴的应用

1. 五输穴

十二经脉分布在肘、膝关节以下的 5 个特定腧穴，即"井、荥、输、经、合"穴，称五输穴，简称"五输"。"所出为井，所溜为荥，所注为输，所行为经，所入为合"。

五输穴歌诀

少商鱼际与太渊，　经渠尺泽肺相连，
商阳二三间合谷，　阳溪曲池大肠牵。
隐白大都太白脾，　商丘阴陵泉要知，
历兑内庭陷谷胃，　冲阳解溪三里随。
少冲少府属于心，　神门灵道少海寻，
少泽前谷后溪腕，　阳谷小海小肠经。
涌泉然谷与太溪，　复溜阴谷肾所宜，
至阴通谷束京骨，　昆仑委中膀胱知。
中冲劳宫心包络，　大陵间使传曲泽，
关冲液门中渚焦，　阳池支沟天井索。
大敦行间太冲看，　中封曲泉属于肝，
窍阴侠溪临泣胆，　丘墟阳辅阳陵泉。

五输穴的临床应用

（1）按五输穴主病特点选用，井穴多用于急救，如点刺十二井穴可抢救昏迷；荥主要用于热证，如胃火牙痛选胃经的荥穴内庭可以清泻胃火。

"井主心下满，荥主身热，输主体重节痛，经主喘咳寒热，合主逆气而泄"。

（2）按五行生克关系选用（阴经井穴属木，阳经井穴属金），在具体运用时，分本经子母补泻和他经子母补泻两种方法。

本经子母补泻法——本经虚，补____；本经实，泻____。

他经补母泻子法——本经虚，补____上的母穴；本经实，泻____上的子穴。

（3）按时选用（春刺____，夏刺____，____刺输，秋刺____，冬刺____）

阴经五输穴及五行属性表

经脉名称	井木	荥火	输土	经金	合水
手太阴肺经	少商	鱼际	太渊	____	尺泽
手厥阴心包经	中冲	____	大陵	间使	曲泽
手少阴心经	少冲	少府	神门	灵道	少海
足太阴脾经	隐白	____	太白	商丘	阴陵泉
足少阴肾经	涌泉	然谷	太溪	____	阴谷
足厥阴肝经	大敦	____	太冲	中封	曲泉

阳经五输穴及五行属性表

经脉名称	井金	荥水	输木	经火	合土
手阳明大肠经	____	二间	三间	阳溪	曲池
手少阳三焦经	关冲	液门	____	支沟	天井

（2）按五行生克关系选用（阴经井穴属木，阳经井穴属金），在具体运用时，分本经子母补泻和他经子母补泻两种方法。

本经子母补泻法——本经虚，补母穴；本经实，泻子穴。

他经补母泻子法——本经虚，补母经上的母穴；本经实，泻子经上的子穴。

（3）按时选用（春刺井，夏刺荥，季夏刺输，秋刺经，冬刺合）

阴经五输穴及五行属性表

经脉名称	井木	荥火	输土	经金	合水
手太阴肺经	少商	鱼际	太渊	经渠	尺泽
手厥阴心包经	中冲	劳宫	大陵	间使	曲泽
手少阴心经	少冲	少府	神门	灵道	少海
足太阴脾经	隐白	大都	太白	商丘	阴陵泉
足少阴肾经	涌泉	然谷	太溪	复溜	阴谷
足厥阴肝经	大敦	行间	太冲	中封	曲泉

阳经五输穴及五行属性表

经脉名称	井金	荥水	输木	经火	合土
手阳明大肠经	商阳	二间	三间	阳溪	曲池
手少阳三焦经	关冲	液门	中渚	支沟	天井

续表

手太阳小肠经	少泽	＿＿	后溪	阳谷	小海
足阳明胃经	厉兑	内庭	陷谷	解溪	足三里
足少阳胆经	足窍阴	侠溪	＿＿	阳辅	阳陵泉
足太阳膀胱经	至阴	足通谷	束骨	昆仑	＿＿

2. 原穴、络穴

脏腑原气输注、经过和留止于十二经脉四肢部的腧穴，称为原穴，又称"十二原"。

"阴经以＿＿为原"。

十五络脉从经脉分出处各有 1 个腧穴，称之为络穴，又称"十五络穴"。

十二经的络穴都位于＿＿＿＿以下，任脉之络＿＿＿＿散于腹，督脉之络＿＿＿＿散于头上，脾之大络＿＿穴布于胸胁，共十五穴，故称为"十五络穴"。

经脉	原穴	络穴
手太阴肺经	＿＿	列缺
手阳明大肠经	合谷	＿＿
足阳明胃经	＿＿	丰隆
足太阴脾经	＿＿	公孙
手少阴心经	神门	＿＿
手太阳小肠经	＿＿	支正

续表

手太阳小肠经	少泽	前谷	后溪	阳谷	小海
足阳明胃经	厉兑	内庭	陷谷	解溪	足三里
足少阳胆经	足窍阴	侠溪	足临泣	阳辅	阳陵泉
足太阳膀胱经	至阴	足通谷	束骨	昆仑	委中

2. 原穴、络穴

脏腑原气输注、经过和留止于十二经脉四肢部的腧穴，称为原穴，又称"十二原"。

"阴经以输为原"。

十五络脉从经脉分出处各有 1 个腧穴，称之为络穴，又称"十五络穴"。

十二经的络穴都位于肘膝关节以下，任脉之络穴鸠尾散于腹，督脉之络穴长强散于头上，脾之大络大包穴布于胸胁，共十五穴，故称为"十五络穴"。

经脉	原穴	络穴
手太阴肺经	太渊	列缺
手阳明大肠经	合谷	偏历
足阳明胃经	冲阳	丰隆
足太阴脾经	太白	公孙
手少阴心经	神门	通里
手太阳小肠经	腕骨	支正

续表

足太阳膀胱经	京骨	——
足少阴肾经	——	大钟
手厥阴心包经	大陵	——
手少阳三焦经	阳池	——
足少阳胆经	——	光明
足厥阴肝经	太冲	——

十二原穴歌诀

肺渊包陵心神门，大肠合谷焦阳池，
小肠之原腕骨穴，足之三阴三原太，
胃原冲阳胆丘墟，膀胱之原京骨取。

十五络穴歌诀

人身络穴一十五，我今逐一从头举，
手太阴络为列缺，手少阴络即通里，
手厥阴络为内关，手太阳络支正是，
手阳明络偏历当，手少阳络外关位，
足太阳络号飞扬，足阳明络丰隆记，
足少阳络为光明，足太阴络公孙寄，
足少阴络名大钟，足厥阴络蠡沟配，
阳督之络号长强，阴任之络号尾翳，
脾之大络为大包，十五络脉君须记。

续表

足太阳膀胱经	京骨	飞扬
足少阴肾经	太溪	大钟
手厥阴心包经	大陵	内关
手少阳三焦经	阳池	外关
足少阳胆经	丘墟	光明
足厥阴肝经	太冲	蠡沟

十二原穴歌诀

肺渊包陵心神门，大肠合谷焦阳池，
小肠之原腕骨穴，足之三阴三原太，
胃原冲阳胆丘墟，膀胱之原京骨取。

十五络穴歌诀

人身络穴一十五，我今逐一从头举，
手太阴络为列缺，手少阴络即通里，
手厥阴络为内关，手太阳络支正是，
手阳明络偏历当，手少阳络外关位，
足太阳络号飞扬，足阳明络丰隆记，
足少阳络为光明，足太阴络公孙寄，
足少阴络名大钟，足厥阴络蠡沟配，
阳督之络号长强，阴任之络号尾翳，
脾之大络为大包，十五络脉君须记。

原穴、络穴的临床应用：

原穴：治疗相关____的疾病，也可协助诊断。

络穴：①治疗络脉病证。②治疗 _____ 的病证。③督脉络穴为长强，任脉络穴为鸠尾，脾之大络为大包，主要扩大了经脉的主治范围。

3. 背俞穴、募穴

脏腑之气输注于背腰部的腧穴，称为"背俞穴"，分布于背腰部的膀胱经第____侧线上。

脏腑之气汇聚于胸腹部的腧穴，称为"募穴"，分布在胸腹部相关经脉上。

六脏	背俞穴	募穴	六腑	背俞穴	募穴
肺	肺俞	____	大肠	大肠俞	____
心包	____	____	三焦	三焦俞	____
心	心俞	____	小肠	小肠俞	____
脾	脾俞	____	胃	胃俞	____
肝	肝俞	____	胆	胆俞	____
肾	肾俞	____	膀胱	膀胱俞	____

十二背俞穴歌诀

肺三厥四心五找，肝九胆十脾十一，
十二胃俞焦腰一，腰二肾俞大肠四，
骶一骶二小膀胱。

原穴、络穴的临床应用：

原穴：治疗相关脏腑的疾病，也可协助诊断。

络穴：①治疗络脉病证。②治疗表里两经的病证。③督脉络穴为长强，任脉络穴为鸠尾，脾之大络为大包，主要扩大了经脉的主治范围。

3. 背俞穴、募穴

脏腑之气输注于背腰部的腧穴，称为"背俞穴"，分布于背腰部的膀胱经第1侧线上。

脏腑之气汇聚于胸腹部的腧穴，称为"募穴"，分布在胸腹部相关经脉上。

六脏	背俞穴	募穴	六腑	背俞穴	募穴
肺	肺俞	中府	大肠	大肠俞	天枢
心包	厥阴俞	膻中	三焦	三焦俞	石门
心	心俞	巨阙	小肠	小肠俞	关元
脾	脾俞	章门	胃	胃俞	中脘
肝	肝俞	期门	胆	胆俞	日月
肾	肾俞	京门	膀胱	膀胱俞	中极

十二背俞穴歌诀

肺三厥四心五找，肝九胆十脾十一，
十二胃俞焦腰一，腰二肾俞大肠四，
骶一骶二小膀胱。

十二募穴歌诀

天枢大肠肺中府，关元小肠巨阙心，
中极膀胱京门肾，胆日月肝期门寻，
脾募章门胃中脘，气化三焦石门针，
心包募穴何处取？胸前膻中觅浅深。

背俞穴、募穴的临床应用：

临床上腑病多选其____穴，即"阳病治阴"；脏病多选其____穴，即"阴病治阳"。另外，也治疗与之相应脏腑有关的五体、五官疾患。

4. 八脉交会穴

十二经脉与奇经八脉相通的 8 个腧穴，均位于____的上下。

穴名	主治	相配合主治
公孙	____病证	____疾病
____	阴维脉病证	
后溪	____病证	____、颈项、耳、肩部疾病
申脉	____脉病证	
足临泣	____病证	____、耳后、颊、颈、肩部疾病
____	阳维脉病证	
____	任脉病证	肺系、咽喉、____疾病
照海	____病证	

十二募穴歌诀

天枢大肠肺中府，关元小肠巨阙心，
中极膀胱京门肾，胆日月肝期门寻，
脾募章门胃中脘，气化三焦石门针，
心包募穴何处取？胸前膻中觅浅深。

背俞穴、募穴的临床应用：

临床上腑病多选其募穴，即"阳病治阴"；脏病多选其背俞穴，即"阴病治阳"。另外，也治疗与之相应脏腑有关的五体、五官疾患。

4. 八脉交会穴

十二经脉与奇经八脉相通的8个腧穴，均位于腕踝部的上下。

穴名	主治	相配合主治
公孙	冲脉病证	心、胸、胃疾病
内关	阴维脉病证	
后溪	督脉病证	目内眦、颈项、耳、肩部疾病
申脉	阳跷脉病证	
足临泣	带脉病证	目锐眦、耳后、颊、颈、肩部疾病
外关	阳维脉病证	
列缺	任脉病证	肺系、咽喉、胸膈疾病
照海	阴跷脉病证	

八脉交会穴歌诀

公孙冲脉胃心胸，内关阴维下总同，
临泣胆经连带脉，阳维目锐外关逢，
后溪督脉内眦颈，申脉阳跷络亦通，
列缺任脉连肺系，阴跷照海膈喉咙。

八脉交会穴的临床应用：

八脉交会穴可治疗对应_____出现相关的疾病，如阳跷脉病变导致的失眠，可选申脉。

5. 八会穴

脏会____，腑会____，气会____，____膈俞，筋会____，____太渊，____大杼，髓会____。

6. 郄穴

十二经脉和奇经八脉中的阴跷脉、阳跷脉、阴维脉、阳维脉之_____的部位称为郄穴，大多分布在四肢____以下。十二经脉各有一个郄穴，阴阳跷脉及阴阳维脉也各有一个郄穴，合称为十六郄穴。

十六郄穴歌诀

肺向孔最取，大肠温溜列，
胃经是梁丘，脾属地机穴；
心则取阴郄，小肠养老列，
膀胱金门守，肾向水泉施；
心包郄门刺，三焦会宗持，
胆郄在外丘，肝经中都是；
阳跷跗阳走，阴跷交信期，
阳维阳交穴，阴维筑宾知。

八脉交会穴歌诀

公孙冲脉胃心胸，内关阴维下总同，
临泣胆经连带脉，阳维目锐外关逢，
后溪督脉内眦颈，申脉阳跷络亦通，
列缺任脉连肺系，阴跷照海膈喉咙。

八脉交会穴的临床应用：

八脉交会穴可治疗对应奇经八脉出现相关的疾病，如阳跷脉病变导致的失眠，可选申脉。

5. 八会穴

脏会章门，腑会中脘，气会膻中，血会膈俞，筋会阳陵泉，脉会太渊，骨会大杼，髓会悬钟。

6. 郄穴

十二经脉和奇经八脉中的阴跷脉、阳跷脉、阴维脉、阳维脉之经气深聚的部位称为郄穴，大多分布在四肢肘膝关节以下。十二经脉各有一个郄穴，阴阳跷脉及阴阳维脉也各有一个郄穴，合称为十六郄穴。

十六郄穴歌诀

肺向孔最取，大肠温溜列，
胃经是梁丘，脾属地机穴；
心则取阴郄，小肠养老列，
膀胱金门守，肾向水泉施；
心包郄门刺，三焦会宗持，
胆郄在外丘，肝经中都是；
阳跷跗阳走，阴跷交信期，
阳维阳交穴，阴维筑宾知。

阴经	郄穴	阳经	郄穴
手太阴肺经	＿＿	手阳明大肠经	＿＿
手厥阴心包经	＿＿	手少阳三焦经	＿＿
手少阴心经	＿＿	手太阳小肠经	＿＿
足太阴脾经	＿＿	足阳明胃经	＿＿
足厥阴肝经	＿＿	足少阳胆经	＿＿
足少阴肾经	＿＿	足太阳膀胱经	＿＿
阴维脉	＿＿	阳维脉	＿＿
阴跷脉	＿＿	阳跷脉	＿＿

郄穴的临床应用：

郄穴多用于治疗本经循行部位及所属脏腑的急性病证。一般来说，阴经郄穴多治疗＿＿证，阳经郄穴多治疗＿＿证。

7. 下合穴

六腑之气下合于下肢＿＿经的腧穴。

下合穴歌诀

胃经下合足三里，上下巨虚大小肠，
膀胱委中胆阳陵，三焦下合属委阳。

胃	大肠	小肠	胆	膀胱	三焦
＿＿	＿＿	＿＿	＿＿	＿＿	＿＿

下合穴的临床应用：

主要用于治疗＿＿疾病，如胃痛选足三里，肠痈选上巨虚。另外，下合穴也可协助诊断。

阴经	郄穴	阳经	郄穴
手太阴肺经	孔最	手阳明大肠经	温溜
手厥阴心包经	郄门	手少阳三焦经	会宗
手少阴心经	阴郄	手太阳小肠经	养老
足太阴脾经	地机	足阳明胃经	梁丘
足厥阴肝经	中都	足少阳胆经	外丘
足少阴肾经	水泉	足太阳膀胱经	金门
阴维脉	筑宾	阳维脉	阳交
阴跷脉	交信	阳跷脉	跗阳

郄穴的临床应用：

郄穴多用于治疗本经循行部位及所属脏腑的急性病证。一般来说，阴经郄穴多治疗血证，阳经郄穴多治疗急性痛证。

7. 下合穴

六腑之气下合于下肢足三阳经的腧穴。

下合穴歌诀

胃经下合足三里，上下巨虚大小肠，
膀胱委中胆阳陵，三焦下合属委阳。

胃	大肠	小肠	胆	膀胱	三焦
足三里	上巨虚	下巨虚	阳陵泉	委中	委阳

下合穴的临床应用：

主要用于治疗六腑疾病，如胃痛选足三里，肠痈选上巨虚。另外，下合穴也可协助诊断。

第五章　治疗各论

第一节　内科病证

一、中风

1. 中经络

治法：调神导气，疏通经络。以_____、_____及_____穴为主。

主穴：水沟　内关　三阴交　___　___　___

趣记：关中三尺泉水。

配穴：肝阳暴亢配___、___；风痰阻络配___、风池；痰热腑实配曲池、内庭、丰隆；气虚血瘀配___、___；阴虚风动配太溪、风池。口角歪斜配___、___；上肢不遂配肩髃、手三里、合谷；下肢不遂配环跳、阳陵泉、阴陵泉、风市、足三里、解溪；头晕配风池、完骨、天柱；足内翻配_____；便秘配___、丰隆、___；复视配风池、天柱、睛明、球后；尿失禁、尿潴留配中极、曲骨、关元。

操作：___用雀啄法，以眼球湿润为佳；刺三阴交时，沿胫骨内侧缘与皮肤成45°角，使针尖刺到三阴交穴，用提插补法；刺___时，在原穴位置下2寸经上取穴，避开腋动脉，直刺进针，用提插泻法，以患者上肢有麻胀和抽动感为度；___、___直刺，用提插泻法使肢体有抽动感。可在患侧上、下肢各选2个穴位，采用电针治疗。

第五章　治疗各论

第一节　内科病证

一、中风

1. 中经络

治法：调神导气，疏通经络。以督脉、手厥阴经及足太阴经穴为主。

主穴：水沟　内关　三阴交　极泉　尺泽　委中

趣记：关中三尺泉水。

配穴：肝阳暴亢配太冲、太溪；风痰阻络配丰隆、风池；痰热腑实配曲池、内庭、丰隆；气虚血瘀配足三里、气海；阴虚风动配太溪、风池。口角歪斜配颊车、地仓；上肢不遂配肩髃、手三里、合谷；下肢不遂配环跳、阳陵泉、阴陵泉、风市、足三里、解溪；头晕配风池、完骨、天柱；足内翻配丘墟透照海；便秘配天枢、丰隆、支沟；复视配风池、天柱、睛明、球后；尿失禁、尿潴留配中极、曲骨、关元。

操作：水沟用雀啄法，以眼球湿润为佳；刺三阴交时，沿胫骨内侧缘与皮肤成45°角，使针尖刺到三阴交穴，用提插补法；刺极泉时，在原穴位置下2寸心经上取穴，避开腋动脉，直刺进针，用提插泻法，以患者上肢有麻胀和抽动感为度；尺泽、委中直刺，用提插泻法使肢体有抽动感。可在患侧上、下肢各选2个穴位，采用电针治疗。

2. 中脏腑

治法：醒脑开窍，启闭固脱。以____穴和_____为主。

主穴：____ 百会 内关

趣记：水沟会关。

配穴：闭证配_____、太冲、合谷；脱证配____、____、____等。

操作：内关用泻法，水沟用强刺激，以眼球湿润为度。_____用三棱针点刺出血。关元、气海用_____，神阙用____，不计壮数，以汗止、脉起、肢温为度。

二、眩晕

1. 实证

治法：平肝潜阳，化痰定眩。以 ____、____ 及____穴为主。

主穴：____ 风池 内关 ____

趣记：白痴冲关。

配穴：肝阳上亢配____、____、____；痰湿中阻配____、丰隆、阴陵泉。

操作：毫针泻法。眩晕重症可每日治疗2次。

2. 虚证

治法：益气养血，补肾益精。以____、____经及相应____穴为主。

主穴：百会 风池 ____ ____ ____

趣记：白痴二叔足三里。

配穴：肾精亏虚配志室、____、三阴交；气血不足配____、脾俞、胃俞。

2. 中脏腑

治法：醒脑开窍，启闭固脱。以督脉穴和手厥阴经为主。

主穴：水沟　百会　内关

趣记：水沟会关。

配穴：闭证配十二井穴、太冲、合谷；脱证配关元、气海、神阙等。

操作：内关用泻法，水沟用强刺激，以眼球湿润为度。十二井穴用三棱针点刺出血。关元、气海用大艾炷灸，神阙用隔盐灸，不计壮数，以汗止、脉起、肢温为度。

二、眩晕

1. 实证

治法：平肝潜阳，化痰定眩。以督脉、足少阳经及手足厥阴经穴为主。

主穴：百会　风池　内关　太冲

趣记：白痴冲关。

配穴：肝阳上亢配行间、侠溪、太溪；痰湿中阻配中脘、丰隆、阴陵泉。

操作：毫针泻法。眩晕重症可每日治疗2次。

2. 虚证

治法：益气养血，补肾益精。以督脉、足少阳经及相应背俞穴为主。

主穴：百会　风池　肝俞　肾俞　足三里

趣记：白痴二叔足三里。

配穴：肾精亏虚配志室、悬钟、三阴交；气血不足配气海、脾俞、胃俞。

操作：风池用平补平泻法，肝俞、肾俞、足三里等穴用补法。

三、头痛

经络辨证：

____头痛：疼痛部位以前额、眉棱、鼻根部为主。

____头痛：疼痛部位在侧头部，多见于单侧。

____头痛：疼痛部位在后枕部，或下连于项部。

____头痛：疼痛部位在颠顶部，或连于目系。

治法：疏调经脉，通络止痛。按部位局部选穴和_____选穴。

主穴：

阳明头痛：____　印堂　____　阿是穴　合谷　内庭

少阳头痛：风池　太阳　____　阿是穴　外关____

太阳头痛：____　后顶　阿是穴　____　申脉

厥阴头痛：百会　四神聪　阿是穴　内关

全头痛：风池　百会　头维　率谷　____　合谷

配穴：

外感头痛：风寒头痛配____、列缺；风热头痛配大椎、____；风湿头痛配偏历、____。

内伤头痛：肝阳上亢配太冲、侠溪、三阴交；肾精不足配肾俞、太溪、三阴交；气血亏虚配气海、足三里；痰浊上扰配中脘、丰隆；瘀阻脑络配____、_____。

操作：风门拔罐或艾灸；大椎点刺出血。瘀血头痛可在局部及膈俞行_____并加拔火罐。头痛急性发作时可每日治疗2次，每次留针时间宜长。

操作：风池用平补平泻法，肝俞、肾俞、足三里等穴用补法。

三、头痛

经络辨证：

阳明头痛：疼痛部位以前额、眉棱、鼻根部为主。

少阳头痛：疼痛部位在侧头部，多见于单侧。

太阳头痛：疼痛部位在后枕部，或下连于项部。

厥阴头痛：疼痛部位在巅顶部，或连于目系。

治法：疏调经脉，通络止痛。按部位局部选穴和远端循经选穴。

主穴：

阳明头痛：头维　印堂　阳白　阿是穴　合谷　内庭

少阳头痛：风池　太阳　率谷　阿是穴　外关　足临泣

太阳头痛：天柱　后顶　阿是穴　后溪　申脉

厥阴头痛：百会　四神聪　阿是穴　内关　太冲

全头痛：风池　百会　头维　率谷　太阳　合谷

配穴：

外感头痛：风寒头痛配风门、列缺；风热头痛配大椎、曲池；风湿头痛配偏历、阴陵泉。

内伤头痛：肝阳上亢配太冲、侠溪、三阴交；肾精不足配肾俞、太溪、三阴交；气血亏虚配气海、足三里；痰浊上扰配中脘、丰隆；瘀阻脑络配血海、膈俞。

操作：风门拔罐或艾灸；大椎点刺出血。瘀血头痛可在局部及膈俞行点刺出血并加拔火罐。头痛急性发作时可每日治疗 2 次，每次留针时间宜长。

四、面瘫

经络辨证：

手足阳经均上头面部，尤其是＿＿＿＿和＿＿＿＿
功能失调，可导致面瘫。

由于＿＿＿经筋为"目上冈"，＿＿＿＿＿＿经筋为
"目下冈"，故眼睑不能闭合为足太阳和足阳明经筋功能
失调所致；口颊部主要为＿＿＿和手、足＿＿＿经筋所主，
因此，口歪主要与这三条经筋功能失调有关。

治法：祛风通络，疏调经筋。以局部穴和手足阳明
经穴为主。

主穴：＿＿＿ 颧髎 颊车 ＿＿＿ 翳风 ＿＿＿

趣记：阳白一车全谷仓。

配穴：风寒证配风池、列缺；风热证配外关、曲池；
气血不足配足三里、气海。人中沟歪斜配水沟；鼻唇沟
浅配迎香；颏唇沟歪斜配承浆；舌麻、味觉减退配廉泉；
目合困难配攒竹、昆仑；流泪配承泣；听觉过敏配听宫、
中渚。

操作：在急性期面部穴位手法宜＿＿＿，针刺宜＿＿＿，
取穴宜＿＿＿，肢体远端的腧穴手法宜＿＿＿。

五、面痛

经络辨证：

足太阳经病证：面痛主要在＿＿＿部。

手、足阳明和手太阳经证：面痛主要在＿＿＿、＿＿＿
＿＿＿部。

治法：疏通经络，活血止痛，以面颊局部和手、足
阳明经穴为主。

四、面瘫

经络辨证：

手足阳经均上头面部，尤其是手足太阳和手足阳明经筋功能失调，可导致面瘫。

由于足太阳经筋为"目上冈"，足阳明经筋为"目下冈"，故眼睑不能闭合为足太阳和足阳明经筋功能失调所致；口颊部主要为手太阳和手、足阳明经筋所主，因此，口歪主要与这三条经筋功能失调有关。

治法：祛风通络，疏调经筋。以局部穴和手足阳明经穴为主。

主穴：阳白　颧髎　颊车　地仓　翳风　合谷

趣记：阳白一车全谷仓。

配穴：风寒证配风池、列缺；风热证配外关、曲池；气血不足配足三里、气海。人中沟歪斜配水沟；鼻唇沟浅配迎香；颏唇沟歪斜配承浆；舌麻、味觉减退配廉泉；目合困难配攒竹、昆仑；流泪配承泣；听觉过敏配听宫、中渚。

操作：在急性期面部穴位手法宜轻，针刺宜浅，取穴宜少，肢体远端的腧穴手法宜重。

五、面痛

经络辨证：

足太阳经病证：面痛主要在眼部。

手、足阳明和手太阳经证：面痛主要在上颌、下颌部。

治法：疏通经络，活血止痛，以面颊局部和手、足阳明经穴为主。

主穴：＿＿ 下关 ＿＿ 合谷 ＿＿ 太冲

趣记：庭下四白冲谷仓。

配穴：眼部疼痛配攒竹、＿＿；上颌部疼痛配巨髎、颧髎；下颌部疼痛配夹＿＿、颊车。

操作：毫针泻法。面部诸穴可透刺，但刺激强度不宜过＿＿。针刺时宜先取＿＿穴，可用＿＿刺激，局部穴位在急性发作期宜＿＿刺。

六、感冒

治法：祛风解表。以＿＿、＿＿经及＿＿穴为主。

主穴：＿＿ 合谷 ＿＿ ＿＿ 太阳

趣记：大谷池缺太阳。

配穴：风寒感冒配＿＿、肺俞；风热感冒配曲池、＿＿。夹湿者配＿＿；夹暑者配＿＿。头痛甚配印堂、头维；鼻塞甚配迎香；咽痛甚配少商；全身酸楚配＿＿；体虚感冒配足三里、关元。

操作：毫针刺，用泻法。风寒感冒，大椎行＿＿法。配穴中足三里、关元用补法或灸法，少商、委中用＿＿＿＿法，余穴用泻法。

七、咳嗽

1. 外感咳嗽

治法：疏风解表，宣肺止咳。以手太阴、手阳明经穴为主。

主穴：肺俞 ＿＿ 合谷

趣记：外感肺裂谷。

配穴：外感风寒配＿＿；外感风热配＿＿、风池。咽喉痛配＿＿放血。

主穴：四白　下关　地仓　合谷　内庭　太冲

趣记：庭下四白冲谷仓。

配穴：眼部疼痛配攒竹、阳白；上颌部疼痛配巨髎、颧髎；下颌部疼痛配夹承浆、颊车。

操作：毫针泻法。面部诸穴可透刺，但刺激强度不宜过大。针刺时宜先取远端穴，可用重刺激，局部穴位在急性发作期宜轻刺。

六、感冒

治法：祛风解表。以手太阴、手阳明经及督脉穴为主。

主穴：列缺　合谷　大椎　风池　太阳

趣记：大谷池缺太阳。

配穴：风寒感冒配风门、肺俞；风热感冒配曲池、外关。夹湿者配阴陵泉；夹暑者配委中。头痛甚配印堂、头维；鼻塞甚配迎香；咽痛甚配少商；全身酸楚配身柱；体虚感冒配足三里、关元。

操作：毫针刺，用泻法。风寒感冒，大椎行灸法。配穴中足三里、关元用补法或灸法，少商、委中用点刺出血法，余穴用泻法。

七、咳嗽

1. 外感咳嗽

治法：疏风解表，宣肺止咳。以手太阴、手阳明经穴为主。

主穴：肺俞　列缺　合谷

趣记：外感肺裂谷。

配穴：外感风寒配风门；外感风热配大椎、风池。咽喉痛配少商放血。

操作：毫针泻法，风寒袭肺者宜留针或针灸并用，或针后在背部腧穴拔罐。

2. 内伤咳嗽

治法：肃肺理气，止咳化痰。以肺之____、____和____为主。

主穴：肺俞　____　____　三阴交

趣记：内肺中太阴。

配穴：痰湿侵肺配阴陵泉、丰隆；肝火犯肺配____、____；肺阴亏虚配____、太溪。胸痛配____；胁痛配阳陵泉；咽喉干痒配____；咯血配____；盗汗配____；面肢浮肿、小便不利配阴陵泉、____；气短乏力配足三里、气海。

操作：主穴用毫针平补平泻，或加用灸法。

八、哮喘

1. 实证

治法：祛邪肃肺，化痰平喘。以手太阴经穴及相应背俞穴为主。

主穴：____　尺泽　肺俞　中府　____

趣记：肺喘缺中泽。

配穴：风寒外袭配风门、合谷；痰热阻肺配丰隆、曲池。喘甚者配____。

操作：毫针泻法。风寒者可加灸；痰热阻肺者定喘穴用_____法。

2. 虚证

治法：补益肺肾，止哮定喘。以相应背俞穴及手太阴、_____穴为主。

操作：毫针泻法，风寒袭肺者宜留针或针灸并用，或针后在背部腧穴拔罐。

2. 内伤咳嗽

治法：肃肺理气，止咳化痰。以肺之背俞、募穴和原穴为主。

主穴：肺俞　中府　太渊　三阴交

趣记：内肺中太阴。

配穴：痰湿侵肺配阴陵泉、丰隆；肝火犯肺配行间、鱼际；肺阴亏虚配膏肓、太溪。胸痛配膻中；胁痛配阳陵泉；咽喉干痒配太溪；咯血配孔最；盗汗配阴郄；面肢浮肿、小便不利配阴陵泉、中极；气短乏力配足三里、气海。

操作：主穴用毫针平补平泻，或加用灸法。

八、哮喘

1. 实证

治法：祛邪肃肺，化痰平喘。以手太阴经穴及相应背俞穴为主。

主穴：列缺　尺泽　肺俞　中府　定喘

趣记：肺喘缺中泽。

配穴：风寒外袭配风门、合谷；痰热阻肺配丰隆、曲池。喘甚者配天突。

操作：毫针泻法。风寒者可加灸；痰热阻肺者定喘穴用刺络拔罐法。

2. 虚证

治法：补益肺肾，止哮定喘。以相应背俞穴及手太阴、足少阴经穴为主。

主穴：肺俞 ＿＿＿ 肾俞　太渊　太溪　足三里
＿＿＿

趣记：肺肾二叔搞定三太太。

配穴：肺气虚配气海、膻中；肾气虚配＿＿＿、＿＿＿。

操作：毫针补法。可酌用灸法或拔罐。

九、心悸

治法：调理心气，安神定悸。以＿＿＿＿＿、＿＿＿经穴
及相应的俞、募穴为主。

主穴：内关 ＿＿＿ 神门 ＿＿＿ 膻中

趣记：二门中关厥阴。

配穴：心胆虚怯配心俞、胆俞；心脾两虚配心俞、
脾俞；阴虚火旺配肾俞、太溪；水气凌心配＿＿＿、水分；
心脉瘀阻配心俞、＿＿＿。

操作：毫针刺，按虚补实泻操作。

十、不寐

治法：调理阴阳，安神利眠。以＿＿＿、＿＿＿及
＿＿＿穴为主。

主穴：百会　神门 ＿＿＿　＿＿＿　＿＿＿

趣记：三百海参安神。

配穴：肝火扰心配＿＿＿、行间、侠溪；心脾两虚配
心俞、脾俞、足三里；心肾不交配心俞、肾俞、太溪；
心胆气虚配心俞、胆俞；脾胃不和配＿＿＿、＿＿＿、足三
里。噩梦多配＿＿＿、＿＿＿；头晕配风池、悬钟；重症不
寐配夹脊、四神聪。

操作：百会向＿＿＿平刺，留针时间稍长。

主穴：肺俞　膏肓　肾俞　太渊　太溪　足三里　定喘

趣记：肺肾二叔搞定三太太。

配穴：肺气虚配气海、膻中；肾气虚配阴谷、关元。

操作：毫针补法。可酌用灸法或拔罐。

九、心悸

治法：调理心气，安神定悸。以手厥阴、手少阴经穴及相应的俞、募穴为主。

主穴：内关　郄门　神门　厥阴俞　膻中

趣记：二门中关厥阴。

配穴：心胆虚怯配心俞、胆俞；心脾两虚配心俞、脾俞；阴虚火旺配肾俞、太溪；水气凌心配三焦俞、水分；心脉瘀阻配心俞、膈俞。

操作：毫针刺，按虚补实泻操作。

十、不寐

治法：调理阴阳，安神利眠。以督脉、手少阴经及足太阴经穴为主。

主穴：百会　神门　三阴交　照海　申脉　安眠

趣记：三百海参安神。

配穴：肝火扰心配风池、行间、侠溪；心脾两虚配心俞、脾俞、足三里；心肾不交配心俞、肾俞、太溪；心胆气虚配心俞、胆俞；脾胃不和配丰隆、中脘、足三里。噩梦多配厉兑、隐白；头晕配风池、悬钟；重症不寐配夹脊、四神聪。

操作：百会向后平刺，留针时间稍长。

十一、郁证

治法：调神疏肝，理气解郁。以 ____ 及 ____、____穴为主。

主穴：百会 ____ ____ 太冲 内关 膻中

趣记：单身冲关拜堂。

配穴：肝气郁结配____；气郁化火配____、____；痰气郁结配丰隆；心神失养配通里、心俞；心脾两虚配心俞、脾俞；肝肾亏虚配肝俞、肾俞。咽部异物哽塞感明显者配____、____。

操作：毫针刺，按虚补实泻操作。

十二、痫病

1. 发作期

治法：开窍醒神，息风止痉。以____、____经穴为主。

主穴：____ 百会 内关 太冲 后溪 ____

趣记：泉水会冲溪内。

配穴：大发作配____；小发作配____、____。

操作：毫针____。____宜强刺激致眼球湿润或流泪。

2. 间歇期

治法：化痰通络。以____、____及___经穴为主。

主穴：印堂 ____ 间使 太冲 丰隆

趣记：唐太监骑龙尾。

配穴：风痰闭阻配合谷、____、风池；痰火扰神配曲池、____、____；瘀阻脑络配百会、膈俞、内关；心脾两虚配心俞、脾俞、足三里；肝肾阴虚配肝俞肾俞、三阴交。

十一、郁证

治法：调神疏肝，理气解郁。以督脉及手足厥阴经、手少阴经穴为主。

主穴：百会　印堂　神门　太冲　内关　膻中

趣记：单身冲关拜堂。

配穴：肝气郁结配期门；气郁化火配行间、侠溪；痰气郁结配丰隆；心神失养配通里、心俞；心脾两虚配心俞、脾俞；肝肾亏虚配肝俞、肾俞。咽部异物哽塞感明显者配天突、照海。

操作：毫针刺，按虚补实泻操作。

十二、痫病

1. 发作期

治法：开窍醒神，息风止痉。以督脉、手足厥阴经穴为主。

主穴：水沟　百会　内关　太冲　后溪　涌泉

趣记：泉水会冲溪内。

配穴：大发作配十宣；小发作配神门、神庭。

操作：毫针泻法。水沟宜强刺激致眼球湿润或流泪。

2. 间歇期

治法：化痰通络。以督脉、任脉及手足厥阴经穴为主。

主穴：印堂　鸠尾　间使　太冲　丰隆　腰奇

趣记：唐太监骑龙尾。

配穴：风痰闭阻配合谷、中脘、风池；痰火扰神配曲池、神门、内庭；瘀阻脑络配百会、膈俞、内关；心脾两虚配心俞、脾俞、足三里；肝肾阴虚配肝俞、肾俞、三阴交。

操作：太冲、丰隆行泻法，其余主穴行平补平泻法。

十三、消渴

治法：清热润燥，养阴生津。以相应背俞穴及
_____、_____穴为主。

主穴：_____　_____　_____　三阴交　太溪

趣记：三消四叔交太溪。

配穴：上消配太渊、少府；中消配内庭、地机；下
消配复溜、太冲。阴阳两虚配关元、命门。上肢疼痛或
麻木配肩髃、曲池、合谷；下肢疼痛或麻木配风市、阳
陵泉、解溪；皮肤瘙痒配_____、_____。

操作：毫针刺，用补法或平补平泻法。配穴按虚补
实泻法操作。阴阳两虚者，可配合灸法。

十四、胁痛

治法：疏肝理气，通络止痛。以_____、_____
_____穴为主。

主穴：___　太冲　___　阳陵泉

趣记：七只狗全冲。

配穴：肝气郁结配____、____；肝胆湿热配阴陵泉、
____；气滞血瘀配膈俞、阳辅；肝阴不足配肝俞、肾俞。
肋间神经痛配相应____、阿是穴。

操作：毫针刺，用泻法。

十五、胃痛

治法：和胃止痛。以胃之____穴、____穴为主。

主穴：足三里　中脘　___

操作：太冲、丰隆行泻法，其余主穴行平补平泻法。

十三、消渴

治法：清热润燥，养阴生津。以相应背俞穴及足少阴、足太阴经穴为主。

主穴：胃脘下俞　肺俞　胃俞　肾俞　三阴交　太溪

趣记：三消四叔交太溪。

配穴：上消配太渊、少府；中消配内庭、地机；下消配复溜、太冲。阴阳两虚配关元、命门。上肢疼痛或麻木配肩髃、曲池、合谷；下肢疼痛或麻木配风市、阳陵泉、解溪；皮肤瘙痒配风池、曲池、血海。

操作：毫针刺，用补法或平补平泻法。配穴按虚补实泻法操作。阴阳两虚者，可配合灸法。

十四、胁痛

治法：疏肝理气，通络止痛。以足厥阴、手足少阳经穴为主。

主穴：期门　太冲　支沟　阳陵泉

趣记：七只狗全冲。

配穴：肝气郁结配内关、行间；肝胆湿热配阴陵泉、行间；气滞血瘀配膈俞、阳辅；肝阴不足配肝俞、肾俞。肋间神经痛配相应夹脊穴、阿是穴。

操作：毫针刺，用泻法。

十五、胃痛

治法：和胃止痛。以胃之下合穴、募穴为主。

主穴：足三里　中脘　内关

趣记：胃痛三中内。

配穴：寒邪犯胃配胃俞、____；饮食伤胃配____、天枢；肝气犯胃配____、太冲；气滞血瘀配膻中、____；脾胃虚寒配神阙、胃俞、脾俞；胃阴不足配胃俞、三阴交。

操作：疼痛发作时，远端穴持续行针 1～3 分钟，直到痛止或缓解。寒邪犯胃、脾胃虚寒者，中脘可用____。

十六、腹痛

治法：通调腑气，缓急止痛。以____之下合穴及____、____募穴为主。

主穴：足三里 天枢 ____

趣记：腹痛关三天。

配穴：寒邪内积配神阙、____；湿热壅滞配阴陵泉、内庭；气滞血瘀配太冲、血海；脾阳不振配脾俞、____。

操作：毫针刺，虚补实泻；寒证可用____。腹痛发作时，____持续强刺激 1～3 分钟，直到痛止或缓解。

十七、呕吐

治法：和胃降逆，理气止呕。以胃经的 ____ 穴、____穴为主。

主穴：中脘 胃俞 ____ 足三里

趣记：胃中关三里。

配穴：寒邪客胃配____、____；热邪内蕴配商阳、内庭，并可用____、____点刺出血；痰饮内阻配膻中、____；肝气犯胃配肝俞、太冲；饮食停滞配____、____；脾胃虚寒配脾俞、神阙。

趣记：胃痛三中内。

配穴：寒邪犯胃配胃俞、神阙；饮食伤胃配梁门、天枢；肝气犯胃配期门、太冲；气滞血瘀配膻中、膈俞；脾胃虚寒配神阙、胃俞、脾俞；胃阴不足配胃俞、三阴交。

操作：疼痛发作时，远端穴持续行针1~3分钟，直到痛止或缓解。寒邪犯胃、脾胃虚寒者，中脘可用隔盐灸。

十六、腹痛

治法：通调腑气，缓急止痛。以胃之下合穴及大肠、小肠募穴为主。

主穴：足三里　天枢　关元

趣记：腹痛关三天。

配穴：寒邪内积配神阙、公孙；湿热壅滞配阴陵泉、内庭；气滞血瘀配太冲、血海；脾阳不振配脾俞、神阙。

操作：毫针刺，虚补实泻；寒证可用艾灸。腹痛发作时，足三里持续强刺激1~3分钟，直到痛止或缓解。

十七、呕吐

治法：和胃降逆，理气止呕。以胃经的俞募穴、下合穴为主。

主穴：中脘　胃俞　内关　足三里

趣记：胃中关三里。

配穴：寒邪客胃配上脘、公孙；热邪内蕴配商阳、内庭，并可用金津、玉液点刺出血；痰饮内阻配膻中、丰隆；肝气犯胃配肝俞、太冲；饮食停滞配梁门、天枢；脾胃虚寒配脾俞、神阙。

操作：毫针刺，内关、中脘用泻法，胃俞、足三里用平补平泻法。虚寒者，可加用____。呕吐发作时，可在____穴行强刺激并持续运针 1～3 分钟。

十八、泄泻

治法：运脾化湿，理肠止泻。以____募穴、背俞穴及下合穴为主。

主穴：神阙　天枢　大肠俞　____

趣记：天上大神泉。

配穴：寒湿内盛配____、____；湿热伤中配内庭、____；食滞胃肠配____、____；脾胃虚弱配脾俞、胃俞；肝气乘脾配肝俞、太冲；肾阳虚衰配肾俞、命门、关元。慢性泄泻配____、____；久泻虚陷者配____。有明显精神心理症状配____、____；泻下脓血配曲池、合谷、三阴交、____。

操作：寒湿及脾、肾虚证针灸并用（肾阳亏虚者可用____）；神阙穴用____或____；急性泄泻针灸治疗每日 2 次。

十九、便秘

治法：调理肠胃，行滞通便。以____的背俞穴、募穴及下合穴为主。

主穴：大肠俞　____　上巨虚　____　足三里

趣记：天上三里大沟。

配穴：热秘配合谷、内庭；气秘配中脘、太冲；气虚配脾俞、气海；血虚配脾俞、三阴交；冷秘配____、____。

操作：毫针刺，按虚补实泻法操作；冷秘、虚秘、神阙、关元用____法。

操作：毫针刺，内关、中脘用泻法，胃俞、足三里用平补平泻法。虚寒者，可加用艾灸。呕吐发作时，可在内关穴行强刺激并持续运针 1~3 分钟。

十八、泄泻

治法：运脾化湿，理肠止泻。以大肠募穴、背俞穴及下合穴为主。

主穴：神阙　天枢　大肠俞　上巨虚　阴陵泉

趣记：天上大神泉。

配穴：寒湿内盛配关元、水分；湿热伤中配内庭、曲池；食滞胃肠配中脘、建里；脾胃虚弱配脾俞、胃俞；肝气乘脾配肝俞、太冲；肾阳虚衰配肾俞、命门、关元。慢性泄泻配脾俞、足三里；久泻虚陷者配百会。有明显精神心理症状配神门、内关；泻下脓血配曲池、合谷、三阴交、内庭。

操作：寒湿及脾、肾证针灸并用（肾阳亏虚者可用隔附子饼灸）；神阙穴用隔盐灸或隔姜灸；急性泄泻针灸治疗每日 2 次。

十九、便秘

治法：调理肠胃，行滞通便。以大肠经的背俞穴、募穴及下合穴为主。

主穴：大肠俞　天枢　上巨虚　支沟　足三里

趣记：天上三里大沟。

配穴：热秘配合谷、内庭；气秘配中脘、太冲；气虚配脾俞、气海；血虚配脾俞、三阴交；冷秘配神阙、关元。

操作：毫针刺，按虚补实泻法操作；冷秘、虚秘，神阙、关元用灸法。

二十、癃闭

治法：调理膀胱，行气通闭。取____的背俞穴、募穴为主。

主穴：____　膀胱俞　____　三阴交　阴陵泉

趣记：膀胱边中三泉。

配穴：膀胱湿热配____、____；肝郁气滞配____、太冲；瘀血阻滞配膈俞、血海；脾气虚弱配脾俞、足三里；肾阳亏虚配肾俞、命门。

操作：毫针常规刺。针刺中极时针尖向____，使针感能到达会阴并引起小腹收缩、抽动为佳，若膀胱充盈针刺不可过深，以免伤及膀胱；秩边通向水道。肾阳亏虚、脾气虚弱者可温针灸。

二十一、痿证

治法：祛邪通络，濡养筋肉。以____、____穴和夹脊穴主。

主穴：

上肢：____　曲池　____　合谷　外关　颈、胸夹脊

下肢：髀关　伏兔　____　____　三阴交　腰夹脊

配穴：肺热伤津配____、肺俞；湿热浸淫配阴陵泉、大椎；脾胃虚弱配脾俞、胃俞、中脘；肝肾亏虚配肝俞、肾俞、太冲、太溪。上肢肌肉萎缩在____上多针排刺；下肢肌肉萎缩在____上多针排刺。

操作：夹脊穴向____方向斜刺。肢体穴位可加用灸法，亦可用电针。大椎、尺泽可用三棱针点刺出血。

二十、癃闭

治法：调理膀胱，行气通闭。取膀胱经的背俞穴、募穴为主。

主穴：中极　膀胱俞　秩边　三阴交　阴陵泉

趣记：膀胱边中三泉。

配穴：膀胱湿热配委中、行间；肝郁气滞配蠡沟、太冲；瘀血阻滞配膈俞、血海；脾气虚弱配脾俞、足三里；肾阳亏虚配肾俞、命门。

操作：毫针常规刺。针刺中极时针尖向下，使针感能到达会阴并引起小腹收缩、抽动为佳，若膀胱充盈针刺不可过深，以免伤及膀胱；秩边通向水道。肾阳亏虚、脾气虚弱者可温针灸。

二十一、痿证

治法：祛邪通络，濡养筋肉。以手、足阳明经穴和夹脊穴主。

主穴：

上肢：肩髃　曲池　手三里　合谷　外关　颈、胸夹脊

下肢：髀关　伏兔　阳陵泉　足三里　三阴交　腰夹脊

配穴：肺热伤津配尺泽、肺俞；湿热浸淫配阴陵泉、大椎；脾胃虚弱配脾俞、胃俞、中脘；肝肾亏虚配肝俞、肾俞、太冲、太溪。上肢肌肉萎缩在手阳明经上多针排刺；下肢肌肉萎缩在足阳明经上多针排刺。

操作：夹脊穴向脊柱方向斜刺。肢体穴位可加用灸法，亦可用电针。大椎、尺泽可用三棱针点刺出血。

二十二、痹证

治法：通络活络，行气止痛。以病痛局部穴为主，结合循经取穴及辨证选穴。

主穴：阿是穴　局部经穴

配穴：行痹配＿＿＿、＿＿＿；痛痹配＿＿＿、＿＿＿；着痹配＿＿＿、＿＿＿；热痹配＿＿＿、＿＿＿。

操作：寒痹、湿痹可加灸法。大椎、曲池可点刺出血。局部穴位可加拔罐，亦可用电针。

二十三、腰痛

经络辨证：

＿＿＿证：疼痛在腰脊中线部，并有明显压痛。

＿＿＿＿＿＿证：疼痛在腰脊两侧，并有明显压痛。

治法：舒筋活络，通经止痛。以局部阿是穴及＿＿＿＿＿＿穴为主。

主穴：肾俞　大肠俞　阿是穴　＿＿＿

趣记：肾是大常委。

配穴：督脉证配命门、后溪；足太阳经证配＿＿＿。寒湿腰痛配腰阳关；瘀血腰痛配膈俞；肾虚腰痛配＿＿＿、太溪。腰骶疼痛配＿＿＿、腰俞；腰眼部疼痛明显配＿＿＿。

操作：寒湿证加灸法；瘀血证局部加＿＿＿。＿＿＿刺络放血。

二十四、坐骨神经痛

经络辨证：

＿＿＿经证：疼痛沿腰或臀、大腿后侧、小腿后侧及足外侧放射。

二十二、痹证

治法：通络活络，行气止痛。以病痛局部穴为主，结合循经取穴及辨证选穴。

主穴：阿是穴　局部经穴

配穴：行痹配膈俞、血海；痛痹配肾俞、腰阳关；着痹配阴陵泉、足三里；热痹配大椎、曲池。

操作：寒痹、湿痹可加灸法。大椎、曲池可点刺出血。局部穴位可加拔罐，亦可用电针。

二十三、腰痛

经络辨证：

督脉证：疼痛在腰脊中线部，并有明显压痛。

足太阳经证：疼痛在腰脊两侧，并有明显压痛。

治法：舒筋活络，通经止痛。以局部阿是穴及足太阳经穴为主。

主穴：肾俞　大肠俞　阿是穴　委中

趣记：肾是大常委。

配穴：督脉证配命门、后溪；足太阳经证配昆仑。寒湿腰痛配腰阳关；瘀血腰痛配膈俞；肾虚腰痛配志室、太溪。腰骶疼痛配次髎、腰俞；腰眼部疼痛明显配腰眼。

操作：寒湿证加灸法；瘀血证局部加拔火罐。委中刺络放血。

二十四、坐骨神经痛

经络辨证：

足太阳经证：疼痛沿腰或臀、大腿后侧、小腿后侧及足外侧放射。

____经证：疼痛沿臀、大腿、小腿外侧至足外侧呈放射痛。

治法：通经止痛。以_____、_____经穴为主。

主穴：

足太阳经证：____ 阿是穴 秩边 殷门 委中 承山 ____

足少阳经证：____ 阿是穴 环跳 阳陵泉 ____ 丘墟

配穴：寒湿证配命门、_____；血瘀证配血海、_____；气血不足证配足三里、三阴交。

操作：腰臀部腧穴可适当____刺，使针感沿足太阳经或足少阳经产生_____为度，不宜多次重复。寒湿证可加用灸法。

第二节 妇科、儿科病证

一、月经不调

1. 月经先期

治法：理气调血，固摄冲任。以_____及_____穴为主。

主穴：关元 ____ 三阴交

趣记：先交关元血。

配穴：实热证配____或____；虚热证配太溪；气虚证配足三里、气海。月经过多配____。

操作：气虚者针后加灸或用温针灸。配穴中隐白用____法。

足少阳经证：疼痛沿臀、大腿、小腿外侧至足外侧呈放射痛。

治法：通经止痛。以足太阳、足少阳经穴为主。

主穴：

足太阳经证：腰夹脊　阿是穴　秩边　殷门　委中　承山　昆仑

足少阳经证：腰夹脊　阿是穴　环跳　阳陵泉　悬钟　丘墟

配穴：寒湿证配命门、腰阳关；血瘀证配血海、三阴交；气血不足证配足三里、三阴交。

操作：腰臀部腧穴可适当深刺，使针感沿足太阳经或足少阳经产生向下放射感为度，不宜多次重复。寒湿证可加用灸法。

第二节　妇科、儿科病证

一、月经不调

1. 月经先期

治法：理气调血，固摄冲任。以任脉及足太阴经穴为主。

主穴：关元　血海　三阴交

趣记：先交关元血。

配穴：实热证配曲池或行间；虚热证配太溪；气虚证配足三里、气海。月经过多配隐白。

操作：气虚者针后加灸或用温针灸。配穴中隐白用灸法。

2. 月经后期

治法：益气和血，调畅冲任。以 ____ 及 _____ 穴为主。

主穴：气海 三阴交 ____

趣记：后交归来气。

配穴：实寒证配____、___；虚寒证配命门、关元。

操作：常规针刺，配穴按虚补实泻法操作，可用灸法或温针灸。

3. 月经先后无定期

治法：调补肝肾，调理冲任。以 _____ 及 _____ 穴为主。

主穴：关元 三阴交 ____

趣记：先后交肝元。

配穴：肝郁配期门、太冲；肾虚配肾俞、太溪；脾虚配脾俞。胸胁胀痛配____、___。

操作：常规针刺，虚证可加灸。

二、痛经

1. 实证

治法：行气活血，调经止痛。以____、_____穴为主。

主穴：中极 三阴交 ____ ___ ___

趣记：三十七次中地。

配穴：寒凝血瘀配关元、归来；气滞血瘀配太冲、血海。

操作：毫针泻法，寒凝者加____。

2. 虚证

治法：调补气血，温养冲任。以____及___、_____经穴为主。

2. 月经后期

治法：益气和血，调畅冲任。以任脉及足太阴经穴为主。

主穴：气海　三阴交　归来

趣记：后交归来气。

配穴：实寒证配神阙、子宫；虚寒证配命门、关元。

操作：常规针刺，配穴按虚补实泻法操作，可用灸法或温针灸。

3. 月经先后无定期

治法：调补肝肾，调理冲任。以任脉及足太阴经穴为主。

主穴：关元　三阴交　肝俞

趣记：先后交肝元。

配穴：肝郁配期门、太冲；肾虚配肾俞、太溪；脾虚配脾俞。胸胁胀痛配膻中、内关。

操作：常规针刺，虚证可加灸。

二、痛经

1. 实证

治法：行气活血，调经止痛。以任脉、足太阴经穴为主。

主穴：中极　三阴交　地机　次髎　十七椎

趣记：三十七次中地。

配穴：寒凝血瘀配关元、归来；气滞血瘀配太冲、血海。

操作：毫针泻法，寒凝者加艾灸。

2. 虚证

治法：调补气血，温养冲任。以任脉及足阳明经、足太阴经穴为主。

主穴：____　足三里　____

趣记：三三元。

配穴：肾气亏损配太溪、肾俞；气血不足配气海、脾俞。

操作：毫针____法，可加灸。

三、经闭

1. 血枯经闭

治法：调补冲任，养血通经。以____及_____穴为主。

主穴：关元　足三里　____

趣记：三里归关元。

配穴：肝肾不足配太溪、肝俞；气血亏虚配气海、脾俞。

操作：毫针补法，可灸。

2. 血滞经闭

治法：通调冲任，活血通经。以____及____、_____经穴为主。

主穴：____　血海　三阴交　____

趣记：海河三中。

配穴：气滞血瘀配膈俞、太冲；寒凝胞宫配命门、神阙；痰湿阻滞配阴陵泉、丰隆。

操作：毫针泻法。

四、崩漏

治法：调理冲任，固崩止漏。以____及_____穴为主。

主穴：关元　足三里　三阴交

趣记：三三元。

配穴：肾气亏损配太溪、肾俞；气血不足配气海、脾俞。

操作：毫针补法，可加灸。

三、经闭

1. 血枯经闭

治法：调补冲任，养血通经。以任脉及足阳明经穴为主。

主穴：关元　足三里　归来

趣记：三里归关元。

配穴：肝肾不足配太溪、肝俞；气血亏虚配气海、脾俞。

操作：毫针补法，可灸。

2. 血滞经闭

治法：通调冲任，活血通经。以任脉及足太阴经、手阳明经穴为主。

主穴：中极　血海　三阴交　合谷

趣记：海河三中。

配穴：气滞血瘀配膈俞、太冲；寒凝胞宫配命门、神阙；痰湿阻滞配阴陵泉、丰隆。

操作：毫针泻法。

四、崩漏

治法：调理冲任，固崩止漏。以任脉及足太阴经穴为主。

主穴：关元　三阴交　＿＿＿

趣记：三百元。

配穴：血热配＿＿＿、＿＿＿；血瘀配＿＿＿、＿＿＿；脾虚配脾俞、足三里；肾阳虚配肾俞、命门；肾阴虚配肾俞、太溪。

操作：关元针尖向＿＿＿斜刺，使针感传至耻骨联合上下；隐白穴多＿＿＿；气滞血瘀可配合刺络法；肾虚、脾虚可在腹部和背部施灸。

五、带下病

治法：补益肾气，健脾利湿，固摄带脉。以＿＿＿＿、＿＿＿及＿＿＿＿穴为主。

主穴：＿＿＿　中极　＿＿＿　三阴交　阴陵泉

趣记：二阴中白带。

配穴：肾虚配关元、肾俞；脾虚湿盛配气海、足三里、脾俞；湿热下注配＿＿＿、＿＿＿。

操作：毫针刺，带脉用平补平泻法，其余主穴用泻法。

六、绝经前后诸证

治法：滋肾固本，调理冲任。以＿＿＿、＿＿＿＿穴及相应背俞穴为主。

主穴：关元　＿＿＿　肝俞　肾俞　＿＿＿

趣记：肝肾二叔关三太。

配穴：肾阴虚配＿＿＿、＿＿＿；肾阳虚配命门、腰阳关；阴阳俱虚配＿＿＿、＿＿＿；心肾不交配心俞、神门；脾虚痰凝配丰隆、脾俞；肝郁气滞配合谷、太冲。

主穴：关元　三阴交　隐白

趣记：三百元。

配穴：血热配血海、行间；血瘀配血海、太冲；脾虚配脾俞、足三里；肾阳虚配肾俞、命门；肾阴虚配肾俞、太溪。

操作：关元针尖向下斜刺，使针感传至耻骨联合上下；隐白穴多灸；气滞血瘀可配合刺络法；肾虚、脾虚可在腹部和背部施灸。

五、带下病

治法：补益肾气，健脾利湿，固摄带脉。以足少阳经、任脉及足太阴经穴为主。

主穴：带脉　中极　白环俞　三阴交　阴陵泉

趣记：二阴中白带。

配穴：肾虚配关元、肾俞；脾虚湿盛配气海、足三里、脾俞；湿热下注配水道、次髎、行间。

操作：毫针刺，带脉用平补平泻法，其余主穴用泻法。

六、绝经前后诸证

治法：滋肾固本，调理冲任。以任脉、足太阴经穴及相应背俞穴为主。

主穴：关元　三阴交　肝俞　肾俞　太溪

趣记：肝肾二叔关三太。

配穴：肾阴虚配阴谷、照海；肾阳虚配命门、腰阳关；阴阳俱虚配命门、照海；心肾不交配心俞、神门；脾虚痰凝配丰隆、脾俞；肝郁气滞配合谷、太冲。

操作：主穴用补法或平补平泻法。肾阳不足可用灸法。

七、缺乳

治法：调理气血，疏通乳络。以任脉及_____经穴为主。

主穴：膻中　____　乳根　____

趣记：井中少乳。

配穴：气血不足配气海、足三里；肝气郁结配太冲、期门；痰浊阻络配丰隆、中脘。

操作：常规针刺。

八、遗尿

治法：调理膀胱，温肾健脾。以____穴及____的背俞穴、募穴为主。

主穴：关元　____　____　三阴交

趣记：关中三叔。

配穴：肾气不足配肾俞、命门、太溪；脾肺气虚配肺俞、气海、足三里；肝经郁热配____、太冲。夜梦多配____、____。

操作：毫针补法，可灸。下腹部穴位针尖向____斜刺，以针感达到前阴部为佳。

九、注意力缺陷多动障碍

治法：健脑益智，安神定志。以_____及_____、_____经穴为主。

主穴：百会　印堂　____　太冲　____　____

趣记：池塘内冲百神。

操作：主穴用补法或平补平泻法。肾阳不足可用灸法。

七、缺乳

治法：调理气血，疏通乳络。以任脉及足阳明经穴为主。

主穴：膻中　肩井　乳根　少泽

趣记：井中少乳。

配穴：气血不足配气海、足三里；肝气郁结配太冲、期门；痰浊阻络配丰隆、中脘。

操作：常规针刺。

八、遗尿

治法：调理膀胱，温肾健脾。以任脉穴及膀胱经的背俞穴、募穴为主。

主穴：关元　中极　膀胱俞　三阴交

趣记：关中三叔。

配穴：肾气不足配肾俞、命门、太溪；脾肺气虚配肺俞、气海、足三里；肝经郁热配蠡沟、太冲。夜梦多配百会、神门。

操作：毫针补法，可灸。下腹部穴位针尖向下斜刺，以针感达到前阴部为佳。

九、注意力缺陷多动障碍

治法：健脑益智，安神定志。以督脉及手少阴经、手足厥阴经穴为主。

主穴：百会　印堂　风池　太冲　神门　内关

趣记：池塘内冲百神。

配穴：肝肾阴虚配太溪、三阴交；心脾两虚配心俞、脾俞；痰火内扰配丰隆、＿＿＿。烦躁不安配＿＿＿、＿＿＿；记忆力差配＿＿＿；盗汗配＿＿＿、＿＿＿；纳少配中脘、足三里；遗尿配中极、膀胱俞。

操作：风池、太冲用泻法，太溪用补法，其余主穴用平补平泻法。

第三节　皮肤科、外科、骨伤科病证

一、瘾疹

治法：祛风止痒，养血和营。以＿＿＿＿＿、＿＿＿＿、＿＿＿＿穴为主。

主穴：＿＿　合谷　血海　＿＿　＿＿

趣记：委哥去海河。

配穴：风热袭表配＿＿＿、风池；风寒袭表配＿＿＿、肺俞；胃肠积热配足三里、＿＿＿；血虚风燥配足三里、三阴交。呼吸困难配＿＿＿；恶心呕吐配＿＿。

操作：毫针浅刺。委中、＿＿可点刺出血。＿＿穴可拔罐。急性者每日 1～2 次，慢性者隔日 1 次。

二、湿疹

治法：清热利湿。以手阳明、足太阴经穴为主。

主穴：＿＿＿　＿＿　血海　阿是穴　＿＿

趣记：全是海风祛湿疹。

配穴：湿热浸淫配合谷、内庭；脾虚湿蕴配足三里、脾俞；血虚风燥配膈俞、三阴交。阴囊湿疹配＿＿＿、＿＿＿；肛门湿疹配＿＿＿；肘、膝窝湿疹配＿＿＿、＿＿＿；面部湿疹配风池、＿＿＿。

配穴：肝肾阴虚配太溪、三阴交；心脾两虚配心俞、脾俞；痰火内扰配丰隆、劳宫。烦躁不安配照海、神庭；记忆力差配悬钟；盗汗配阴郄、复溜；纳少配中脘、足三里；遗尿配中极、膀胱俞。

操作：风池、太冲用泻法，太溪用补法，其余主穴用平补平泻法。

第三节　皮肤科、外科、骨伤科病证

一、瘾疹

治法：祛风止痒，养血和营。以手阳明、足太阴、足太阳经穴为主。

主穴：曲池　合谷　血海　委中　膈俞

趣记：委哥去海河。

配穴：风热袭表配大椎、风池；风寒袭表配风门、肺俞；胃肠积热配足三里、天枢；血虚风燥配足三里、三阴交。呼吸困难配天突；恶心呕吐配内关。

操作：毫针浅刺。委中、膈俞可点刺出血。神阙穴可拔罐。急性者每日1~2次，慢性者隔日1次。

二、湿疹

治法：清热利湿。以手阳明、足太阴经穴为主。

主穴：曲池　阴陵泉　血海　阿是穴　风市

趣记：全是海风祛湿疹。

配穴：湿热浸淫配合谷、内庭；脾虚湿蕴配足三里、脾俞；血虚风燥配膈俞、三阴交。阴囊湿疹配箕门、曲泉、蠡沟；肛门湿疹配长强；肘、膝窝湿疹配尺泽、委中；面部湿疹配风池、颧髎。

操作：患部阿是穴用毫针____。

三、蛇串疮

治法：泻火解毒，通络止痛。以局部阿是穴、相应夹脊穴及_____穴为主。

主穴：阿是穴　____　____　阳陵泉　____

趣记：夹脊全是支行。

配穴：肝经火毒配侠溪、太冲；脾经湿热配阴陵泉、血海；瘀血阻络配合谷、血海。便秘配____；心烦配____。

操作：皮损局部____、____，在疱疹带的____、____各刺一针，两旁则根据疱疹带的大小选取数点，向疱疹带中央沿皮平刺，或用三棱针点刺疱疹及周围，拔火罐，令每罐出血3～5mL。夹脊穴向脊柱方向斜刺1.5寸，行捻转泻法，可用电针。

四、神经性皮炎

治法：疏风止痒，清热润燥。以病变局部阿是穴及_____、_____经穴为主。

主穴：阿是穴　曲池　____　____

趣记：曲是海歌。

配穴：风热侵袭配外关、风池；肝郁化火配肝俞、行间；血虚风燥配____、足三里、三阴交。

操作：患部阿是穴围刺，并可艾灸。

五、痄腮

治法：泻火解毒，消肿散结。以_____、_____穴为主。

主穴：翳风　颊车　____　合谷　____

操作：患部阿是穴用毫针围刺。

三、蛇串疮

治法：泻火解毒，通络止痛。以局部阿是穴、相应夹脊穴及手足少阳经穴为主。

主穴：阿是穴　夹脊穴　支沟　阳陵泉　行间

趣记：夹脊全是支行。

配穴：肝经火毒配侠溪、太冲；脾经湿热配阴陵泉、血海；瘀血阻络配合谷、血海。便秘配天枢；心烦配神门。

操作：皮损局部围针、浅刺，在疱疹带的头、尾各刺一针，两旁则根据疱疹带的大小选取数点，向疱疹带中央沿皮平刺，或用三棱针点刺疱疹及周围，拔火罐，令每罐出血 3～5mL。夹脊穴向脊柱方向斜刺 1.5 寸，行捻转泻法，可用电针。

四、神经性皮炎

治法：疏风止痒，清热润燥。以病变局部阿是穴及手阳明、足太阴经穴为主。

主穴：阿是穴　曲池　血海　膈俞

趣记：曲是海歌。

配穴：风热侵袭配外关、风池；肝郁化火配肝俞、行间；血虚风燥配肝俞、足三里、三阴交。

操作：患部阿是穴围刺，并可艾灸。

五、痄腮

治法：泻火解毒，消肿散结。以手少阳、手足阳明经穴为主。

主穴：翳风　颊车　外关　合谷　关冲

趣记：谷外驾车冲风。

配穴：温毒在表配____、____；温毒蕴结配商阳、____、大椎；温毒内陷配____、曲泉、____。高热配大椎、商阳；睾丸肿痛配____、____；神昏抽搐配____、____或____。

操作：毫针刺，用泻法。关冲、商阳、十宣、十二井穴点刺出血。

六、乳痈

治法：清热解毒，散结消痈。以_____、_____经穴为主。

主穴：足三里　____　膻中　内关　____

趣记：井中关三期。

配穴：肝气郁结配太冲；胃热蕴滞配曲池、内庭；火毒凝结配____、____点刺放血。乳房痛甚配____、____；恶寒发热配合谷、曲池；烦躁口苦配____。

操作：毫针刺，用泻法。膻中可向_____方向平刺。

七、扭伤

1. 急性腰扭伤

经络辨证：

督脉证：疼痛部位或压痛点以____为著。

足太阳证：疼痛部位或压痛点在____足太阳膀胱经循行线上。

手阳明经筋证：痛在脊旁。

治法：行气止痛，舒筋活血。以局部穴及____为主。

主穴：腰痛点　阿是穴　____　____

配穴：督脉证配____；足太阳经证配____；手阳明经筋配____。

趣记：谷外驾车冲风。

配穴：温毒在表配风池、少商；温毒蕴结配商阳、曲池、大椎；温毒内陷配劳宫、曲泉、大敦。高热配大椎、商阳；睾丸肿痛配蠡沟、太冲；神昏抽搐配水沟、十宣或十二井。

操作：毫针刺，用泻法。关冲、商阳、十宣、十二井穴点刺出血。

六、乳痈

治法：清热解毒，散结消痈。以足阳明、足厥阴经穴为主。

主穴：足三里　期门　膻中　内关　肩井

趣记：井中关三期。

配穴：肝气郁结配太冲；胃热蕴滞配曲池、内庭；火毒凝结配厉兑、大敦点刺放血。乳房痛甚配少泽、梁丘；恶寒发热配合谷、曲池；烦躁口苦配行间。

操作：毫针刺，用泻法。膻中可向乳房中心方向平刺。

七、扭伤

1. 急性腰扭伤

经络辨证：

督脉证：疼痛部位或压痛点以腰骶椎正中线为著。

足太阳证：疼痛部位或压痛点在脊柱两侧足太阳膀胱经循行线上。

手阳明经筋证：痛在脊旁。

治法：行气止痛，舒筋活血。以局部穴及上肢奇穴为主。

主穴：腰痛点　阿是穴　委中　后溪

配穴：督脉证配水沟；足太阳经证配昆仑；手阳明经筋证配手三里。

操作：首先选奇穴腰痛点和后溪穴，行较强的捻转提插＿＿法1~3分钟，同时嘱患者＿＿＿；再让患者俯卧位，在腰骶部寻找压痛点，毫针刺用＿＿＿法，并拔火罐。

2. 踝关节扭伤

经络辨证：

足少阳经筋及＿＿＿证：足＿＿＿周围肿胀疼痛或压痛明显，足＿＿＿疼痛加剧。

足太阴经筋及＿＿＿证：足＿＿＿周围肿胀疼痛或压痛明显，足＿＿＿疼痛加剧。

治疗：

（1）急性期

治法：疏调经筋，缓急止痛。以局部穴及相应同名经＿＿＿穴为主。配合局部＿＿＿止血，以减少局部出血及肿胀程度。

主穴：阿是穴　＿＿＿＿＿＿（或太渊）

配穴：足少阳经筋及阳跷脉病证配＿＿＿、丘墟、＿＿＿；足太阴经筋及阴跷脉病证配＿＿＿、商丘、＿＿＿。

操作：先针刺上肢＿＿＿穴位，行较强的捻转提插＿＿＿法，持续运针1~3分钟，同时嘱＿＿＿＿＿＿＿＿＿＿＿；然后针刺局部穴位，刺激手法宜轻柔，不宜过重。

（2）恢复期

治法：舒筋活络，消肿止痛。以局部穴位为主。配合局部＿＿＿法以活血，利于血肿吸收。

主穴：阿是穴

配穴：足少阳经筋及阳跷脉病证配丘墟、＿＿＿、申脉；足太阴经筋及阴跷脉病证配商丘、照海、＿＿＿。

操作：毫针刺用泻法，或在肿胀局部阿是穴行＿＿＿＿＿＿＿；可用温针灸、电针。

操作：首先选奇穴腰痛点和后溪穴，行较强的捻转提插泻法1~3分钟，同时嘱患者慢慢活动腰部；再让患者俯卧位，在腰骶部寻找压痛点，毫针刺用泻法，并拔火罐。

2. 踝关节扭伤

经络辨证：

足少阳经筋及阳跷脉证：足外踝周围肿胀疼痛或压痛明显，足内翻疼痛加剧。

足太阴经筋及阴跷脉证：足内踝周围肿胀疼痛或压痛明显，足外翻疼痛加剧。

治疗：

（1）急性期

治法：疏调经筋，缓急止痛。以局部穴及相应同名经腕关节部穴为主。配合局部冷敷止血，以减少局部出血及肿胀程度。

主穴：阿是穴　阳池（或太渊）

配穴：足少阳经筋及阳跷脉病证配悬钟、丘墟、申脉；足太阴经筋及阴跷脉病证配三阴交、商丘、照海。

操作：先针刺上肢远端穴位，行较强的捻转提插法，持续运针1~3分钟，同时嘱患者慢慢活动踝关节；然后针刺局部穴位，刺激手法宜轻柔，不宜重刺。

（2）恢复期

治法：舒筋活络，消肿止痛。以局部穴位为主。配合局部热敷法以活血，利于血肿吸收。

主穴：阿是穴

配穴：足少阳经筋及阳跷脉病证配丘墟、足临泣、申脉；足太阴经筋及阴跷脉病证配商丘、照海、水泉。

操作：毫针刺用泻法，或在肿胀局部阿是穴行围刺法；可用温针灸、电针。

八、项痹

经络辨证：

____、____证：颈项、后枕部疼痛，项部僵紧不舒。

____、____证：颈项部不舒，压痛明显，疼痛可沿前臂尺侧放射，第4~5指麻木。

____证：颈、肩、上臂的外侧和前臂桡侧发生放射性疼痛、麻木，可伴有拇指、食指和中指麻木。

治法：舒筋骨、通经络。取局部穴位及_____穴为主。

主穴：____　阿是穴　天柱　____　____

趣记：身后是颈柱。

配穴：督脉、足太阳经证配风府、昆仑；手太阳经证配小海、少泽；手阳明经证配肩髃、曲池、合谷。风寒痹阻配____；劳伤血瘀配膈俞、合谷；肝肾亏虚配肝俞、肾俞。头晕头痛配百会、风池；恶心、呕吐配中脘、内关；耳鸣、耳聋配听宫、外关。

操作：毫针泻法或平补平泻法。颈夹脊针刺时强调针感传至患侧肩背、前臂。

九、落枕

经络辨证：

____、____证：颈项背部强痛，低头时加重，项背部压痛明显。

____证：颈肩部强痛，头歪向患侧，向健侧转动时加重，颈肩部压痛明显。

治法：调气活血，舒筋通络。以局部阿是穴为主，配合远端取穴。

主穴：天柱　阿是穴　____

八、项痹

经络辨证：

督脉、足太阳经证：颈项、后枕部疼痛，项部僵紧不舒。

手太阳经证：颈项部不舒，压痛明显，疼痛可沿前臂尺侧放射，第4~5指麻木。

手阳明经证：颈、肩、上臂的外侧和前臂桡侧发生放射性疼痛、麻木，可伴有拇指、食指和中指麻木。

治法：舒筋骨、通经络。取局部穴位及手足太阳经穴为主。

主穴：颈夹脊　阿是穴　天柱　后溪　申脉

趣记：身后是颈柱。

配穴：督脉、足太阳经证配风府、昆仑；手太阳经证配小海、少泽；手阳明经证配肩髃、曲池、合谷。风寒痹阻配风门、大椎；劳伤血瘀配膈俞、合谷；肝肾亏虚配肝俞、肾俞；头晕头痛配百会、风池；恶心、呕吐配中脘、内关；耳鸣、耳聋配听宫、外关。

操作：毫针泻法或平补平泻法。颈夹脊针刺时强调针感传至患侧肩背、前臂。

九、落枕

经络辨证：

督脉、太阳经证：颈项背部强痛，低头时加重，项背部压痛明显。

少阳经证：颈肩部强痛，头歪向患侧，向健侧转动时加重，颈肩部压痛明显。

治法：调气活血，舒筋通络。以局部阿是穴为主，配合远端取穴。

主穴：天柱　阿是穴　外劳宫

趣记：外劳宫是主落枕。

配穴：督脉、太阳经证配后溪、昆仑；少阳经证配肩井、外关。肩痛配肩髃；背痛配____。

操作：先刺远端穴外劳宫，持续捻转行针，同时嘱患者慢慢活动颈项，一般疼痛即可缓解。再针局部腧穴。若有感受风寒史，颈部穴位可加艾灸；若由颈项部过度扭转所致，可点刺出血，加拔罐。

十、漏肩风

经络辨证：

手阳明经证：以____疼痛为主，后伸疼痛加剧。

手少阳经证：以____疼痛为主，外展疼痛加剧。

手太阳经证：以____疼痛为主，肩内收时疼痛加剧。

手太阴经证：以_____疼痛为主且压痛明显。

治法：通经活络，舒筋止痛。以局部穴位为主，配合_____取穴。

主穴：____ ____ ____ 阿是穴 曲池 阳陵泉

趣记：是取阳四肩。

配穴：手阳明经证配____；手少阳经证配____；手太阳经证配____；手太阴经证配____。

操作：先刺远端穴，行针后鼓励患者____肩关节；肩部穴位要求有强烈的针感，可加灸法、电针治疗。

十一、膝骨关节炎

治法：通经活络，壮骨止痛。

主穴：膝眼 ____ 阳陵泉 血海 阿是穴 ____

趣记：两眼全是大海。

操作：毫针常规刺。

趣记：外劳宫是主落枕。

配穴：督脉、太阳经证配后溪、昆仑；少阳经证配肩井、外关。肩痛配肩髎；背痛配天宗。

操作：先刺远端穴外劳宫，持续捻转行针，同时嘱患者慢慢活动颈项，一般疼痛即可缓解。再针局部腧穴。若有感受风寒史，颈部穴位可加艾灸；若由颈项部过度扭转所致，可点刺出血，加拔罐。

十、漏肩风

经络辨证：

手阳明经证：以肩前区疼痛为主，后伸疼痛加剧。

手少阳经证：以肩外侧疼痛为主，外展疼痛加剧。

手太阳经证：以肩后侧疼痛为主，肩内收时疼痛加剧。

手太阴经证：以肩前近腋部疼痛为主且压痛明显。

治法：通经活络，舒筋止痛。以局部穴位为主，配合循经远端取穴。

主穴：肩前　肩髃　肩髎　肩贞　阿是穴　曲池　阳陵泉

趣记：是取阳四肩。

配穴：手阳明经证配合谷；手少阳经证配外关；手太阳经证配后溪；手太阴经证配列缺。

操作：先刺远端穴，行针后鼓励患者运动肩关节；肩部穴位要求有强烈的针感，可加灸法、电针治疗。

十一、膝骨关节炎

治法：通经活络，壮骨止痛。

主穴：膝眼　梁丘　阳陵泉　血海　阿是穴　大杼

趣记：两眼全是大海。

操作：毫针常规刺。

第四节 五官科病证

一、目赤肿痛

治法：疏风散热，消肿止痛。以近部取穴及____、
_____穴为主。

主穴：睛明 ____ 风池 合谷 ____
趣记：何故太阳净明，风太冲。

配穴：外感风热配____、____；肝胆火盛配____、
行间。

操作：毫针泻法，太阳点刺出血。

二、近视

治法：通络活血，养肝明目。以近部选穴为主，配
合远部选穴。

主穴：风池 承泣 睛明 太阳 ____ ____
趣记：弃养二明太迟。

配穴：肝肾不足配肝俞、肾俞、太溪、____；心脾
两虚配心俞、脾俞、____、足三里。

操作：承泣、睛明选用30号以上细针，将眼球固定，
轻缓刺入，忌_____，出针时长时间按压以防出血；风
池、光明用平补平泻法，或用补法；养老用补法或温灸
法。风池针感宜扩散至颞及前额或至眼区。余配穴均用
补法。

第四节 五官科病证

一、目赤肿痛

治法：疏风散热，消肿止痛。以近部取穴及手阳明、足厥阴经穴为主。

主穴：睛明 太阳 风池 合谷 太冲

趣记：何故太阳净明，风太冲。

配穴：外感风热配少商、外关；肝胆火盛配侠溪、行间。

操作：毫针泻法，太阳点刺出血。

二、近视

治法：通络活血，养肝明目。以近部选穴为主，配合远部选穴。

主穴：风池 承泣 睛明 太阳 光明 养老

趣记：弃养二明太迟。

配穴：肝肾不足配肝俞、肾俞、太溪、照海；心脾两虚配心俞、脾俞、神门、足三里。

操作：承泣、睛明选用30号以上细针，将眼球固定，轻缓刺入，忌提插捻转，出针时长时间按压以防出血；风池、光明用平补平泻法，或用补法；养老用补法或温灸法。风池针感宜扩散至颞及前额或至眼区。余配穴均用补法。

三、耳鸣、耳聋

1. 实证

治法：疏风泻火，通络开窍。以局部穴位及＿＿＿
＿＿＿＿＿穴为主。

主穴：＿＿＿　翳风　＿＿＿　侠溪

趣记：侠溪会中医。

配穴：外感风邪配风池、＿＿＿；肝胆火旺配行间、
＿＿＿。

操作：听会、翳风的针感宜向耳内或耳周传导为佳，
余穴常规针刺，泻法。

2. 虚证

治法：补肾养窍。以局部穴位及＿＿＿＿＿＿＿穴为主。

主穴：＿＿＿　翳风　太溪　肾俞

趣记：深宫太医。

操作：听宫、翳风的针感宜向耳内或耳周传导为佳；
太溪、肾俞针刺补法，可加灸或用温针灸。

四、鼻渊

治法：清热宣肺，通利鼻窍。以局部穴及＿＿＿、＿＿＿
穴为主。

主穴：印堂　迎香　合谷　＿＿＿　＿＿＿

趣记：通天河缺香堂。

配穴：肺经风热配＿＿＿、少商；胆腑郁热配＿＿＿、
＿＿＿；湿热阻窍配曲池、阴陵泉。

操作：常规针刺，＿＿＿点刺出血。

三、耳鸣、耳聋

1. 实证

治法：疏风泻火，通络开窍。以局部穴位及手足少阳经穴为主。

主穴：听会 翳风 中渚 侠溪

趣记：侠溪会中医。

配穴：外感风邪配风池、外关；肝胆火旺配行间、丘墟。

操作：听会、翳风的针感宜向耳内或耳周传导为佳，余穴常规针刺，泻法。

2. 虚证

治法：补肾养窍。以局部穴位及足少阴经穴为主。

主穴：听宫 翳风 太溪 肾俞

趣记：深宫太医。

操作：听宫、翳风的针感宜向耳内或耳周传导为佳；太溪、肾俞针刺补法，可加灸或用温针灸。

四、鼻渊

治法：清热宣肺，通利鼻窍。以局部穴及手太阴、手阳明经穴为主。

主穴：印堂 迎香 合谷 列缺 通天

趣记：通天河缺香堂。

配穴：肺经风热配尺泽、少商；胆腑郁热配阳陵泉、侠溪；湿热阻窍配曲池、阴陵泉。

操作：常规针刺，少商点刺出血。

五、牙痛

治法：祛风泻火，通络止痛。以____经为主。

主穴：颊车　____　合谷

趣记：牙痛何故下车。

配穴：胃火牙痛配内庭、____；风火牙痛配外关、风池；肾虚牙痛配太溪、____。

操作：主穴用泻法，____可左右交叉刺，持续行针1～3分钟。配穴太溪用补法，余穴均用泻法。痛甚时可延长留针时间至1小时。

六、咽喉肿痛

1. 实证

治法：清热利咽，消肿止痛。以局部穴及手太阴、____穴为主。

主穴：廉泉　天突　____　____　内庭

趣记：天庭斥责关联少。

配穴：外感风热配风池、外关；肺胃实热配商阳、____。

操作：少商、商阳、鱼际点刺出血，余穴毫针泻法。

2. 虚证

治法：滋养肾阴，清热降火。以足少阴、手太阴经穴为主。

主穴：太溪　照海　列缺　____

趣记：溪海缺鱼。

配穴：入夜发热者加____、____。

操作：毫针常规刺，补法或平补平泻法。列缺、照海行针时可配合做____动作。

五、牙痛

治法：祛风泻火，通络止痛。以手足阳明经为主。

主穴：颊车　下关　合谷

趣记：牙痛何故下车。

配穴：胃火牙痛配内庭、二间；风火牙痛配外关、风池；肾虚牙痛配太溪、行间。

操作：主穴用泻法，合谷可左右交叉刺，持续行针1～3分钟。配穴太溪用补法，余穴均用泻法。痛甚时可延长留针时间至1小时。

六、咽喉肿痛

1. 实证

治法：清热利咽，消肿止痛。以局部穴及手太阴、足阳明经穴为主。

主穴：廉泉　天突　尺泽　少商　内庭　关冲

趣记：天庭斥责关联少。

配穴：外感风热配风池、外关；肺胃实热配商阳、鱼际。

操作：少商、商阳、鱼际点刺出血，余穴毫针泻法。

2. 虚证

治法：滋养肾阴，清热降火。以足少阴、手太阴经穴为主。

主穴：太溪　照海　列缺　鱼际

趣记：溪海缺鱼。

配穴：入夜发热者加三阴交、复溜。

操作：毫针常规刺，补法或平补平泻法。列缺、照海行针时可配合做吞咽动作。

第五节　急　症

一、晕厥

治法：苏厥醒神。以＿＿＿及＿＿＿穴为主。

主穴：水沟　＿＿＿　涌泉

趣记：晕厥沟内泉。

配穴：虚证配＿＿＿、＿＿＿；实证配＿＿＿、＿＿＿。

操作：水沟、内关用泻法；涌泉用平补平泻法。

二、虚脱

治法：回阳固脱，苏厥救逆。以督脉、任脉及手厥阴经穴为主。

主穴：＿＿＿　百会　＿＿＿　关元　内关

趣记：内缺百元素。

配穴：亡阳配＿＿＿、＿＿＿；亡阴配＿＿＿、＿＿＿。神志昏迷者，配中冲、＿＿＿。

操作：＿＿＿毫针强刺激；百会、神阙、关元用＿＿＿法。

三、高热

治法：清泻热邪。以＿＿＿、＿＿＿＿＿＿穴及＿＿＿为主。

主穴：大椎　曲池　合谷　＿＿＿或

趣记：大河去宣井。

配穴：肺卫热盛配尺泽、鱼际、外关；气分热盛配支沟、内庭；热入营血配内关、血海。抽搐配＿＿＿、＿＿＿＿＿＿；神昏配＿＿＿、内关。

操作：＿＿＿刺络拔罐，十二井、十宣穴点刺出血。

第五节　急　症

一、晕厥

治法：苏厥醒神。以督脉及手厥阴经穴为主。

主穴：水沟　内关　涌泉

趣记：晕厥沟内泉。

配穴：虚证配气海、关元；实证配合谷、太冲。

操作：水沟、内关用泻法；涌泉用平补平泻法。

二、虚脱

治法：回阳固脱，苏厥救逆。以督脉、任脉及手厥阴经穴为主。

主穴：素髎　百会　神阙　关元　内关

趣记：内缺百元素。

配穴：亡阳配气海、足三里；亡阴配太溪、涌泉。神志昏迷者，配中冲、涌泉。

操作：素髎毫针强刺激；百会、神阙、关元用灸法。

三、高热

治法：清泻热邪。以督脉、手阳明经穴及井穴为主。

主穴：大椎　曲池　合谷　十二井或十宣

趣记：大河去宣井。

配穴：肺卫热盛配尺泽、鱼际、外关；气分热盛配支沟、内庭；热入营血配内关、血海。抽搐配太冲、阳陵泉；神昏配水沟、内关。

操作：大椎刺络拔罐，十二井、十宣穴点刺出血。

四、抽搐

治法：息风止痉，清热开窍。取_____、_____经穴为主。

主穴：水沟　内关　合谷　____　____

趣记：泉水冲河内。

配穴：热极生风配曲池、大椎；痰热化风配风池、丰隆；血虚生风配血海、足三里。神昏配____、____。

操作：水沟向上斜刺0.5寸，用____法捣刺；大椎刺络拔罐，十宣可点刺出血。

五、心绞痛

治法：通阳行气，活血止痛。以_____、_____经穴为主。

主穴：内关　膻中　____　____

趣记：关中二郄。

配穴：气滞血瘀配太冲、血海；寒邪凝滞配____、____；痰浊阻络配丰隆、中脘；阳气虚衰配____、____。

操作：膻中向____平刺，以有麻胀感为度。寒邪凝滞、阳气虚衰宜用灸法。

六、胆绞痛

治法：疏肝利胆，行气止痛。以胆经的____穴、____穴为主。

主穴：____　阳陵泉　胆俞　日月

趣记：二胆日月泉。

四、抽搐

治法：息风止痉，清热开窍。取督脉、手足厥阴经穴为主。

主穴：水沟　内关　合谷　太冲　阳陵泉

趣记：泉水冲河内。

配穴：热极生风配曲池、大椎；痰热化风配风池、丰隆；血虚生风配血海、足三里。神昏配十宣、涌泉。

操作：水沟向上斜刺0.5寸，用雀啄法捣刺；大椎刺络拔罐，十宣可点刺出血。

五、心绞痛

治法：通阳行气，活血止痛。以手厥阴、手少阴经穴为主。

主穴：内关　膻中　郄门　阴郄

趣记：关中二郄。

配穴：气滞血瘀配太冲、血海；寒邪凝滞配神阙、至阳；痰浊阻络配丰隆、中脘；阳气虚衰配心俞、至阳。

操作：膻中向下平刺，以有麻胀感为度。寒邪凝滞、阳气虚衰宜用灸法。

六、胆绞痛

治法：疏肝利胆，行气止痛。以胆经的俞募穴、下合穴为主。

主穴：胆囊穴　阳陵泉　胆俞　日月

趣记：二胆日月泉。

配穴：肝胆湿热配行间、阴陵泉；肝胆气滞配太冲、丘墟；蛔虫妄动配_____。发热寒战配大椎、曲池；恶心呕吐配内关、足三里；黄疸配____。

操作：常规针刺，久留针，间歇行针以保持较强的针感，或用电针。

七、肾绞痛

治法：清热利湿，通淋止痛。以相应俞募穴及____穴为主。

主穴：肾俞　____　膀胱俞　中极　三阴交

趣记：身旁京门三中。

配穴：下焦湿热配阴陵泉、委阳；肾气虚弱配____、____。恶心呕吐配内关、足三里；尿中砂石配____、水道；尿血配____、血海；

操作：常规针刺。

八、胆道蛔虫症

治法：解痉利胆，驱蛔止痛。以_____、____经穴为主。

主穴：____　日月　迎香　____　胆囊穴

趣记：淡香四日久。

配穴：呕吐加____、足三里。

操作：毫针泻法。迎香透____，鸠尾透____。每次留针1~2小时。

配穴：肝胆湿热配行间、阴陵泉；肝胆气滞配太冲、丘墟；蛔虫妄动配迎香、四白。发热寒战配大椎、曲池；恶心呕吐配内关、足三里；黄疸配至阳。

操作：常规针刺，久留针，间歇行针以保持较强的针感，或用电针。

七、肾绞痛

治法：清热利湿，通淋止痛。以相应俞募穴及足太阴经穴为主。

主穴：肾俞　京门　膀胱俞　中极　三阴交

趣记：身旁京门三中。

配穴：下焦湿热配阴陵泉、委阳；肾气虚弱配水分、关元。恶心呕吐配内关、足三里；尿中砂石配次髎、水道；尿血配地机、血海。

操作：常规针刺。

八、胆道蛔虫症

治法：解痉利胆，驱蛔止痛。以足少阳、手足阳明经穴为主。

主穴：鸠尾　日月　迎香　四白　胆囊穴

趣记：淡香四日久。

配穴：呕吐加内关、足三里。

操作：毫针泻法。迎香透四白，鸠尾透日月。每次留针 1~2 小时。